Memórias de uma Colher

Memórias de uma Colher

Como uma **colher de pau** se transformou em **amuleto** e me guiou em uma jornada de reconexão interior

RENATA TOMAZ

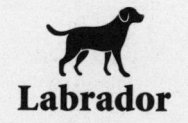

Labrador

© Renata Tomaz, 2025
Todos os direitos desta edição reservados à Editora Labrador.

Coordenação editorial Pamela J. Oliveira
Assistência editorial Leticia Oliveira, Vanessa Nagayoshi
Direção de arte e capa Amanda Chagas
Projeto gráfico Vinicius Torquato
Diagramação Emily Macedo Santos
Preparação de texto Iracy Borges
Revisão Amanda Fabbro

Dados Internacionais de Catalogação na Publicação (CIP)
Jéssica de Oliveira Molinari - CRB-8/9852

Tomaz, Renata
  Memórias de uma colher : como uma colher de pau
se transformou em amuleto e me guiou em uma jornada
de reconexão interior / Renata Tomaz.
  São Paulo : Labrador, 2025.
  176 p.

  ISBN 978-65-5625-869-0

  1. Depressão - Superação 2. Espiritualidade 3. Burnout 4.
Autoconhecimento I. Título

25-1310   CDD 158.1

Índice para catálogo sistemático:
1. Depressão - Superação

Labrador

Diretor-geral Daniel Pinsky
Rua Dr. José Elias, 520, sala 1
Alto da Lapa | 05083-030 | São Paulo | SP
editoralabrador.com.br | (11) 3641-7446
contato@editoralabrador.com.br

A reprodução de qualquer parte desta obra é ilegal e configura
uma apropriação indevida dos direitos intelectuais e patrimoniais
da autora. A editora não é responsável pelo conteúdo deste livro.
A autora conhece os fatos narrados, pelos quais é responsável,
assim como se responsabiliza pelos juízos emitidos.

A Jorge e Maria, com todo meu coração.

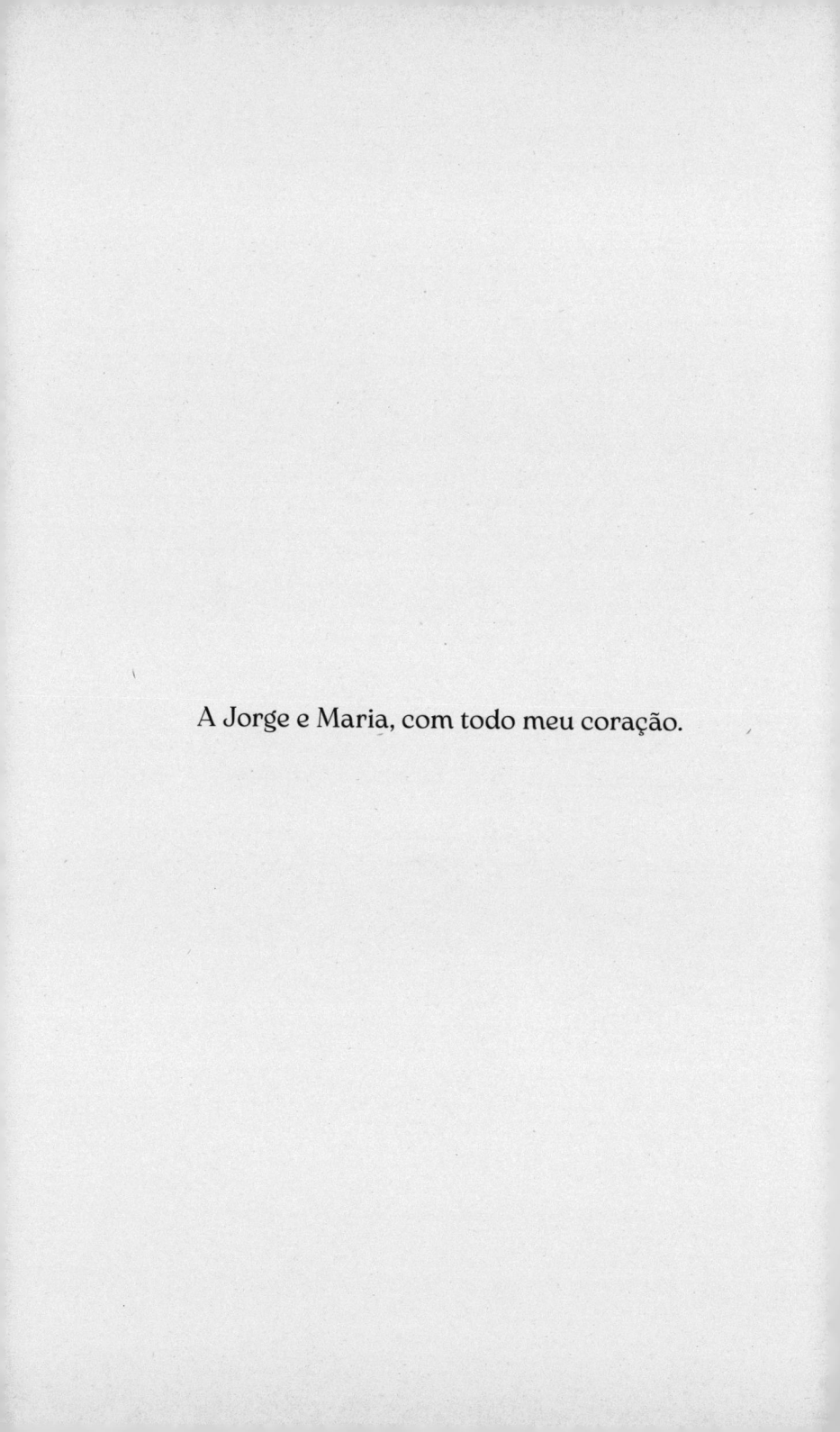

"Os pontos só se conectam em retrospecto."
Steve Jobs

SUMÁRIO

Introdução ·· 11

Capítulo 1 – Os excluídos ·························· 17

Capítulo 2 – Os que acreditam ················· 31

Capítulo 3 – Os escolhidos ························ 49

Capítulo 4 – Os milagres ··························· 69

Capítulo 5 – Os que amadurecem ············ 103

Capítulo 6 – Todo fim é um começo ········ 123

Capítulo 7 – Carta final ···························· 143

Epílogo – *That's a wrap!* ·························· 155

Agradecimentos ··· 175

INTRODUÇÃO

Se você está lendo este livro, muito provavelmente chegou a ele porque me conhece, ou porque me viu carregando por aí uma colher de pau. Ou talvez apenas tenha ficado curioso com a capa e a sinopse e resolveu dar uma olhada nestas primeiras páginas. O fato é que esta é uma verdade engraçada: eu ando por aí carregando uma colher. Aliás, ela já me acompanhou em momentos bons e ruins, esteve comigo em viagens e *premières* e causou uma verdadeira reviravolta nos meus dias.

A história é um pouco longa (não é à toa que escrevi um livro!), mas eu posso tentar resumir para você, porque a resposta é bastante simples: essa colher mudou a minha vida. E não, eu não sou cozinheira, nem nutricionista, ou qualquer associação óbvia que justifique a importância desse utensílio. Também garanto que as próximas páginas não vão ensinar receitas milagrosas ou contar um processo transformador sobre meus hábitos alimentares envolvendo a colher. Até porque, na verdade, eu trabalho com marketing e não teria muito a dizer sobre isso.

Antes de esta história começar, eu estava passando por um momento muito difícil. Aliás, para ser sincera, minha vida nunca foi exatamente fácil, mas hoje consigo ver que tudo o que aconteceu ao longo de quinze anos teve um grande propósito; assim como a chegada da colher na minha vida (e, ouso dizer, deste livro na sua).

Entre 2022 e 2023, trabalhando por anos sem parar, sofri um *burnout*. Como eu não fazia terapia nessa época, uma depressão profunda se somou a essa conta e, como se já não fosse o bastante, passei pelo término da amizade mais importante da minha vida — a pessoa que eu mais amava. É, acontece. Não são só namoros e casamentos que terminam. Algumas amizades também.

Mesmo que hoje eu entenda que não existiram culpados nessa história, perder essa amizade me abalou demais e me fez perceber o quanto eu era uma pessoa insegura e, por consequência, incapaz de estabelecer limites. Eu tinha medo de perder pessoas e foi justamente essa tentativa de evitar uma ausência de amor que me levou a um prejuízo muito maior. Aceitei muitas coisas ruins por um tempo longo demais e, quando comecei a querer impor o meu espaço, algumas pessoas não reagiram bem. Já parou para perceber o quanto algumas pessoas estão na sua vida recebendo muito mais do que oferecem em troca? Pois é.

Foi difícil terminar essa amizade, dolorido até, e eu precisei aprender a me expor, a ser vulnerável. Acabei numa bola de neve porque esse processo de exercitar a vulnerabilidade se mostrou a gota d'água para eu entrar em uma depressão profunda. Mas calma! Eu não pretendo ficar aqui me lamentando. A história que você está prestes a ler é sobre como sair do fundo do poço e não como ficar nele. Ah, e claro, como é que uma colher de pau é responsável por isso.

Então, imagine a seguinte cena: eu, Renata, no sofá, chorando horrores por causa de uma série que eu tinha parado para assistir despretensiosamente. Imaginou? Tenho certeza de que você não visualizou certo. Quero que pense em alguém chorando dez vezes mais, chorando mesmo. Um choro daqueles que a gente nem entende de onde está vindo. Pois bem, depois de tudo que tinha me acontecido, foi uma série que me fez chorar assim. Mas você deve estar se perguntando como eu cheguei a ela, certo? Para isso, preciso dizer que sou uma pessoa muito mente aberta, disposta a experimentar de tudo antes de tirar minhas próprias conclusões.

Naquela época, eu estava fazendo a mentoria de uma influencer de quem eu gostava muito e ela me disse algo que ficou martelando na minha cabeça: eu só sentia aquela tristeza profunda porque estava deixando de receber as coisas que precisava na minha vida. Como lição de casa, ela queria que, durante o dia, eu observasse e anotasse tudo o que eu pensava a respeito de mim mesma, e me perguntasse o que Deus, Jesus, o que quer que eu acreditasse, independentemente da religião, pensaria sobre aquilo. Além disso, ela me recomendou uma série chamada *The Chosen* e me pediu para prestar atenção em como Jesus tratava os outros ali. Para ela, só assim eu perceberia como Jesus poderia me tratar também. Confesso que, mesmo sendo uma pessoa de mente aberta, aquilo me incomodou e eu relutei por alguns dias.

Pensei que aquela era mais uma série religiosa, dogmática, coisa que eu não sou, embora eu seja tão disposta a conhecer as coisas. Já imaginei logo um Cristo loiro, de olhos azuis, totalmente distante do que um homem nascido e crescido no Oriente Médio seria, mas ela tinha me passado aquele exercício e eu senti que precisava assistir à bendita série. Então, para a minha surpresa, quando percebi, lá estava eu no tal sofá, chorando copiosamente. Eu me perguntava: *mas por que eu tô chorando? É só uma série*. Ainda assim, algo no modo como Jesus tratava os outros ali de fato mexeu comigo. Era a primeira vez que eu via um meio de arte retratando algo que eu acreditava do fundo do meu coração. O jeito como Ele tratava os apóstolos, as pessoas... Para mim aquilo era o certo, aquele jeito, com aquele carinho. Até fisicamente ele se parecia com o Cristo que eu acreditava.

Fui me identificando com a jornada emocional e de fé dos apóstolos, sobretudo de Mateus, que era o coletor de impostos, o rejeitado, e como, ao longo da série, ele foi se encontrando e se perdoando. Aquilo mexeu comigo também. Percebi em mim, na minha vida de pessoa cética, muito racional, questionadora, que por vezes meus questionamentos eram frios, talvez até vazios, e acabavam criando uma barreira para eu ser tratada do jeito que eu queria ser tratada, do jeito que Jesus tratava aqueles que eram vistos como rejeitados. Se você também é assim, já se questionou quantas vezes essa racionalidade mais feriu do que protegeu?

Foi só me abrindo que pude finalmente ver que a ajuda que eu tanto estava pedindo em oração, em segredo, sem nem ter certeza da existência de Deus, já havia chegado. E, a partir de então, muitas situações espirituais começaram a acontecer.

"Certo, mas e a colher, Renata?", talvez você esteja se perguntando. O que uma colher de pau tem a ver com tudo isso, com São Paulo, João Pessoa, Estados Unidos, Machu Picchu e até a Lady Gaga?

Eu juro que tem! E ao longo das próximas páginas você descobrirá finalmente como essa colher mudou a minha vida, inclusive como ela foi quebrada ao som de "Bad Romance" antes mesmo de me ajudar (sério!). De colherada em colherada, vou contar como precisamos nos quebrar um pouco para perceber como nossas rachaduras nos fazem inteiros e únicos.

CAPÍTULO 1
OS EXCLUÍDOS

Era um cômodo pequeno. De um metro quadrado no máximo, talvez um pouco mais. Três paredes de piso, chão de granito, uma porta cinza rabiscada e pichada. Na companhia de uma mochila e do suporte de papel higiênico, passei anos apreciando a vista espetacular que apenas a cabine de um banheiro escolar pode proporcionar. Nessa época, assim que o sinal tocava, eu precisava correr e me esconder no banheiro o mais rápido possível, torcendo para que chegasse em segurança a esse refúgio improvisado. Do contrário, um grupo de três ou quatro crianças mais velhas estariam no meu encalço para bater em mim.

Talvez por isso alguns detalhes desse período me venham à mente com mais facilidade do que outros. Lembro-me claramente do banheiro e dos rabiscos típicos que preenchiam as portas; do mesmo jeito, consigo recuperar o rosto dos *bullies*, as cores de seus cabelos, os dentes tortos de um deles, mas não seus nomes. Também não consigo precisar uma data específica, só que durou tempo demais. Isso porque, por muitos anos (da pré-escola ao ensino fundamental), essa era minha rotina. Eu ficava lá, escondida, admirando os cadarços do meu All Star vermelho e me entretendo com os azulejos até que o meu melhor amigo viesse ao meu socorro. Quem era esse amigo? Era o tio Rivaldo, o zelador da escola. Era ele quem chamava meu nome através da porta e me escoltava até o portão de saída. A espera, que por vezes parecia interminável, só acabava quando eu o ouvia dizer:

— Cadê a Renata? Cadê a Renata? A mãe dela chegou.

Ele fazia isso para que eu fosse levada até a portaria em segurança. Afinal, se ele ou algum adulto conhecido não estivesse comigo, os mais velhos iam batendo em mim até a porta, até que algum adulto interviesse. E não eram agressões bobas — não que alguma agressão possa ser diminuída —, mas um bullying pesado. Aos 9 anos, uma dessas crianças chegou a enforcar meu pescoço; aos 13, a situação ficou tão ruim que a escola — até então bastante negligente — indicou que meus pais buscassem terapia para mim. Nesse período, além de estar vivendo minha primeira crise depressiva, minha mãe estava enfrentando problemas de saúde bastante delicados, se preparando para uma cirurgia. Então, você pode imaginar que não era algo infantil e bobo, mas, de certa forma, bastante violento.

Por causa de tudo isso, acabei amadurecendo cedo em muitas áreas da vida. Eu sabia que precisava me dedicar aos estudos sem que fosse preciso um adulto me cobrar para que eu fosse responsável. Ainda assim, eu tinha muita dificuldade em fazer amigos, e lidar comigo mesma era um processo quase paralisante.

Talvez fique melhor se eu explicar assim: você sabe aquela sensação de primeiro dia de aula? Quando chegamos a um lugar novo que ocupará parte considerável de nossa vida, mas onde ainda não conhecemos ninguém e desejamos desesperadamente ser aceitos? Ou aquela angústia que sentíamos quando nossos pais nos deixavam na fila do caixa do supermercado para buscar algo rapidinho e pareciam levar uma eternidade para voltar? Esse sentimento muito característico de "eu não devia estar aqui" ou "não sei a que lugar pertenço" ou "pelo amor de Deus, eu quero a minha mãe"? É como se, por uma parcela considerável da minha vida, eu não soubesse se deveria continuar na fila ou voltar para os corredores. Ou até mesmo se eu deveria estar no mercado.

Em resumo, eu parecia não pertencer a nenhum dos lugares que frequentava. Faz sentido? Se por um lado, para uma parte expressiva dos meus familiares e pessoas próximas, eu era vista como privilegiada e cheia de acessos porque meus pais haviam ascendido socialmente, para os meus colegas de escola, eu merecia ser excluída por ter condições inferiores às deles. Então eu estava sempre transitando entre "ter demais" e "ter de menos"; para alguns eu não sabia lidar com a dificuldade porque ter dinheiro me dava o luxo de sonhar, para outros, não poder ir à Disney era um demérito e um grande problema.

 A verdade é que crescer nesse limbo me fez viver um pouco desconectada de tudo e de todos, de forma que eu não sabia lidar com situações emocionais, por assim dizer, eu não sabia lidar com nada do que acontecia em sala de aula — nem fora dela. Eu agia com muita maturidade, mas tinha muita dificuldade na escola. O aprendizado era um desafio para mim. Eu sabia demonstrar responsabilidade, mas e emocionalmente? Eu não estava bem. Para além de todas as questões com o bullying e a exclusão, foi nesse período — em que tudo já culminava para um ponto crítico — que minha mãe descobriu um câncer de mama e um cisto no ovário. Isso teve um efeito muito paradoxal, porque, se na escola eu não conseguia lidar com o que acontecia, confrontada com a fragilidade da minha mãe e com o medo da doença, eu desenvolvi essa coisa de saber ser muito responsável por mim. De saber me cuidar. Eu não queria ser mais uma preocupação para ninguém.

 Mas não sei se eu tinha toda essa energia dentro de mim, ou se usei o que me restava de força para não ser mais um peso/responsabilidade para os meus pais. Porque foi justamente nessa época que comecei a sentir que não valeria a pena estar viva, afinal de contas, eu era uma fracassada — e hoje eu percebo quanto é pesado pensar isso, mas a verdade é que era assim que eu me sentia. Mais do que isso, eu sentia que era destinada ao fracasso. A escola tomou uma iniciativa após anos esperando que eu aprendesse a me defender, porque eu simplesmente não conseguia reagir. As agressões e ofensas persistiam e eu não fazia nada. As coisas não mudavam, eu não tinha amigos na época e não sabia como fazê-los.

Tenho certeza de que você está lendo isso e se perguntando: por quê? Por que você não reagia, Renata? Por que essas crianças batiam em você? Por que você não revidava? Como uma criança de 9 anos chega em casa com hematomas no pescoço e ninguém percebe ou ajuda? Eu não sei se tenho todas as respostas. Mas, olhando para trás, vejo que esse sentimento começou cedo, logo que entrei para a escola, aos 4 anos. A sensação era de ser constantemente excluída. De alguma forma, eu achava que, permitindo a violência, os xingamentos e as agressões, finalmente seria aceita; e carreguei essa crença comigo por mais tempo do que deveria. Cada vez mais os limites iam diminuindo porque, como eu não revidava, elas acreditavam que podiam fazer o que quisessem. E assim a bola de neve crescia.

Essa sensação constante de não pertencer a lugar algum, como se eu estivesse para sempre em um não lugar, um limbo, talvez tenha sido o motor para todas as minhas crenças de exclusão. De certo modo era como se, aceitando tudo aquilo, eu estivesse justificando a noção que eu carregava desde sempre dentro de mim, a de que eu era destinada ao fracasso e à solidão.

É triste, eu sei. Mas calma que nem tudo estava perdido. Fiquei sozinha por muito tempo, mas isso não durou para sempre. Em algum momento, o que começou a transformar todo esse cenário foi o curso de inglês que comecei a fazer. Sempre gostei de inglês e queria muito estudar mais o idioma. Eu queria fazer o curso desde os 12 anos, mas meus pais tinham receio de que isso me sobrecarregasse porque eu já tinha dificuldade na escola. Então, com muita luta dentro de casa, discussões e argumentos e a ajuda da psicóloga, aos 13 anos consegui ingressar no curso de inglês aos sábados, para não atrapalhar a escola e o reforço durante a semana.

As coisas mudaram radicalmente a partir daquele momento. Se na escola eu me sentia sempre inferior e insegura até para levantar a mão e dizer coisas que eu sabia, naquela sala, com pessoas de todas as idades, muitas bem mais velhas, inclusive, não havia rejeição alguma. Pelo contrário, eu não era apenas acolhida, como também escutada para valer! Talvez pela maturidade que eu adquiri precocemente — tendo lidado com situações difíceis antes da hora —, me tornei uma adolescente muito responsável e até reflexiva. Então, entre pessoas que tinham 14, 15 ou 20 e poucos anos, eu era vista como igual, como alguém com coisas legais a dizer.

Mais do que isso, naquele espaço fiz três das melhores amigas que estão na minha vida até hoje, mesmo mais de quinze anos depois: Karina, Janaína e Michelle. Demorei um pouco até conhecê-las, e nos dois primeiros anos do curso eu tive apenas algumas colegas, mas pouquíssimas ultrapassaram os limites das salas de aula. Foi quando eu estava com 15 anos que a Karina e a Janaína entraram para a minha turma de inglês. Embora houvesse uma diferença de idade porque a Karina era uns cinco ou seis anos mais velha, nossa conexão foi tão imediata que isso nunca chegou a ser uma questão. A partir de então, começamos a fazer juntas os trabalhos e as atividades extracurriculares do curso e vivíamos grudadas, de modo que a amizade começou a ir para fora da sala: no shopping, nos parques, nos restaurantes. A Michelle chegou depois, a caçula, como costumamos dizer. Ela tinha 12 ou 13 anos na época, e eu me lembro bem disso porque ela ainda era apaixonada pelos Jonas Brothers. Nós tínhamos idades, gostos e vidas muito diferentes, mas ao mesmo tempo sempre nos demos bem e, mais importante, sempre entendemos umas às outras — e isso sempre foi o mais legal na nossa relação.

Foi graças a elas que comecei a perceber que não tinha todos aqueles "problemas" que o convívio social escolar dizia que eu tinha. Naquela bolha que era nosso grupo, tudo era normal e livre de questões. Tanto que elas achavam que eu era popular na escola! Porque para elas eu era só uma garota normal, como qualquer outra. Além de me trazer amigas, o inglês também foi o responsável por fortalecer meu laço com as artes cênicas.

Eu já fazia algumas aulas de teatro na escola, mas na unidade do cursinho de inglês que eu frequentava existia a possibilidade de fazer aula de teatro como atividade extracurricular. Era uma experiência maravilhosa porque montávamos e apresentávamos peças e era uma abordagem dinâmica e divertida para desenvolver as nossas habilidades linguísticas — como pronúncia, vocabulário e fluência, enquanto estimulavam a nossa criatividade, expressão corporal e confiança.

Foi lá que encontrei um espaço onde a rejeição perdia a força. No início, ao pisar naquele palco, eu sentia o peso do julgamento, não só dos olhos que assistiam, mas dos olhos que tinha dentro de mim. Por muito tempo era como se qualquer palavra ou qualquer gesto meu fosse uma chance de que rissem, debochassem ou me rejeitassem. Mas no teatro havia um pacto invisível, um acordo de aceitação. Fui percebendo ali que, ao pisar no palco, todas as máscaras do cotidiano se desfaziam. Ali eu podia ser qualquer personagem, sem medo de errar.

Curiosamente, essa liberdade vinha da segurança do texto ensaiado. As palavras não eram minhas e não precisavam ser inventadas por mim. Eram de outra pessoa, de um autor distante, e eu só precisava trazê-las à vida. Isso me libertava. Como se, de alguma forma, a própria estrutura do teatro fosse um abraço acolhedor, um espaço onde eu poderia dizer qualquer coisa, fazer qualquer coisa, e, naquele instante, tudo estaria pré-aceito. Não havia espaço para risadas zombeteiras ou olhares de reprovação, apenas a entrega de quem estava lá para ouvir, para sentir, para assistir ao que eu e os outros tínhamos a dizer.

Ali não havia mais aquela dinâmica opressiva de sempre, em que eu já sabia que iriam me julgar ou rir de mim. No teatro, eu ganhava uma nova chance, um novo começo a cada cena. Era um espaço neutro, onde ninguém estava pronto para apontar o dedo. Tudo o que eu falasse, por mais estranho que fosse, seria ouvido com respeito e até com curiosidade. As risadas, quando vinham, eram parte do texto, eram planejadas, nunca direcionadas a mim, à minha pessoa. Assim, entre o palco e as coxias, a vergonha de ser quem eu era começou a se dissipar. Descobri que podia me mostrar sem medo. E aos poucos essa aceitação, mesmo que momentânea, se estendeu para fora do palco. Passei a carregar comigo um pouco dessa coragem, dessa liberdade que só o teatro podia me dar.

O palco me ensinou a não ter medo de falar, a não ter medo de me expor, porque ali eu não precisava inventar uma nova versão de mim mesma para ser aceita. A aceitação já estava implícita. E, por mais breve que fosse, aquele momento de liberdade foi uma das maiores dádivas que o teatro me ofereceu. Ele não me curou completamente, mas abriu uma porta, uma janela, e permitiu que eu, pela primeira vez, respirasse sem medo.

Mais ou menos na mesma época em que comecei o curso de inglês e as aulas de teatro, aproveitei para também fazer teatro dentro da escola, e lá fiz uma amiga, a Luiza. Eu estava na 5ª série A, e ela, na 5ª série B. E, assim como eu, ela era uma menina tímida, sempre isolada e parecia não ter amigas ao redor. Consegui enxergar nela um reflexo do que eu sentia: a solidão, o deslocamento e aquela vontade de pertencer. Então, entre um lanche e outro, começamos a nos aproximar. Não foi um clique instantâneo, foi uma construção lenta, quase silenciosa. E nas aulas de teatro foi um dos nossos primeiros pontos de encontro. Nas atividades escolares, enquanto outras crianças brincavam ou se isolavam em seus grupos, Luiza e eu nos jogávamos nas aulas de teatro. Havia uma segurança naquele palco improvisado, algo que não sentíamos nos corredores da escola. Acabava sendo um lugar de refúgio e também de encontro, onde cada uma, com suas próprias dores, encontrava na outra um espelho de compreensão.

Com o passar do ano, nossa amizade começou a ser notada por algumas pessoas da escola. Os professores percebiam que Luiza saía da sala de aula B e vinha passar o intervalo comigo e com a Mary, outra amiga que também se uniu a nós. Formamos um trio improvável: três garotas que, por diferentes razões, não se encaixavam nos grupos mais populares, mas que encontraram conforto umas nas outras. Quando chegou a hora de passar para a 6ª série, Luiza tomou uma decisão que, então, solidificou nossa amizade: pediu para mudar de sala. Foi assim que ela veio para a 6ª A e, desde então, não nos largamos mais.

No entanto, a Luiza tinha algo que a Mary e eu não tínhamos: proteção. Ela tinha um irmão mais novo na escola e alguns primos mais velhos que eram populares e bem aceitos. Assim, quando mexiam com ela, seus primos apareciam para defendê-la, e logo os ataques cessavam. Eu observava aquilo com alívio em saber que minha amiga estava protegida. Mary também tinha um irmão mais velho, mas ele já era adulto e não estava no cotidiano escolar. Eu, filha única, não tinha ninguém. Era só eu, enfrentando os olhares, os cochichos e as risadas. Só eu e Deus no intervalo.

Apesar das diferenças, a amizade com Luiza cresceu e virou uma espécie de porto seguro. Ela era mais do que uma amiga; uma irmã, praticamente. Enquanto outras amizades iam e vinham, a nossa se consolidava. Compartilhávamos tudo: festas, viagens, momentos de tristeza e felicidade. E Luiza sempre me incluía em tudo. Se ganhava ingressos para um show, eu era a primeira pessoa a ser chamada. Já na época da faculdade, quando ela precisava de alguém para ser figurante em um trabalho, eu estava lá. E assim fomos vivendo juntas, compartilhando fases e amadurecendo lado a lado.

Com a Luiza eu sentia que havia alguém que sempre me escolheria. Não era sobre ter alguém para me defender dos outros, era sobre ter uma pessoa que me aceitava completamente, do jeito que eu era. E por muitos anos foi assim que seguimos: inseparáveis, uma extensão da outra. Ela foi a irmã que eu nunca tive, aquela que eu pensei que estaria ao meu lado para sempre, nos bons e maus momentos, desde o palco improvisado que começamos a ensaiar ainda na 5ª série. Hoje, quando olho para trás e, como você já deve ter notado, embora eu tenha carregado — e ainda carregue um pouco — esse trauma da rejeição, nos momentos certos, naqueles em que eu mais precisava, nunca estive sozinha.

Foi exatamente assim em 2023, quando me vi em um momento difícil, de muita dor, com a amizade mais importante da minha vida recém-terminada, crises de ansiedade, um *burnout* e deprimida que dei um salto de fé, por assim dizer. Eu queria uma nova amizade, mas não qualquer uma. Precisava de alguém que estivesse na mesma sintonia que eu, que já não era mais a mesma de antes. Estava passando por um período difícil, me sentindo triste, lidando com uma depressão, mas também sentia um desejo profundo de sair do lugar, de me reconectar, de criar laços que fossem compatíveis com quem eu era naquele momento: uma Renata mais adulta, buscando sua própria independência, querendo encontrar seu próprio caminho.

Em uma noite de choro no meu quarto, algo inesperado aconteceu. No meio de toda a dor que estava sentindo, me veio uma vontade de rezar. Eu, que não fazia isso com tanta frequência, de repente senti uma necessidade enorme de pedir algo a Deus. Fiz então uma oração sincera e disse:

— Deus, eu preciso de uma nova amiga. Alguém que ressoe com o que eu sou agora, com o momento que estou vivendo. Amanhã tenho aquele evento que estou superansiosa para ir, por favor, me traga uma amiga nova. Eu preciso de alguém que esteja na mesma vibração que eu, que me compreenda.

No dia seguinte, o tão aguardado evento chegou. Era a Casa Lancôme, na rua Oscar Freire, uma iniciativa que a marca havia divulgado nas redes sociais. Os ingressos eram limitados e disputados, e eu, felizmente, tinha conseguido me inscrever para garantir minha presença. A casa oferecia uma temporada especial, repleta de experiências únicas, e, entre tantas opções, escolhi participar de um dos eventos que aconteceria em maio. Mal sabia que aquele dia guardava mais do que eu poderia imaginar.

Eu cheguei um pouco atrasada, inclusive, para uma aula de automaquiagem. Subi para o segundo andar e me coloquei discretamente num cantinho, tentando me recompor da emoção do dia anterior. E então, do nada, uma mulher parou ao meu lado — a Carol. Nos cumprimentamos timidamente e começamos a conversar por causa dos batons dispostos na mesa. Aquela pequena conversa casual logo se transformou em algo maior. Descobri que ela amava maquiagem tanto quanto eu, e parecia haver uma conexão imediata entre nós, uma sintonia difícil de explicar — chegamos a tirar fotos juntas e trocamos elogios, como se fôssemos velhas conhecidas. Até brincamos que pareciam fotos de amigas de infância, tamanha a naturalidade com que nos entendíamos. Almoçamos juntas nesse dia. Depois, combinamos sair e passamos horas conversando, rindo, trocando confidências, como se estivéssemos tentando recuperar o tempo perdido de uma amizade que, de certa forma, já existia.

Daquele dia em diante nos tornamos grandes amigas. Eu sabia que havia algo especial naquele encontro, algo quase mágico. Não parecia um acaso, parecia uma resposta. Naquele momento, tive certeza de que minha oração havia sido ouvida. Deus me trouxe alguém que não apenas preenchia o vazio de uma amizade perdida, mas que também estava em perfeita sintonia com quem eu era naquele momento da vida.

Foi como um recado claro: eu não estava sozinha.

CAPÍTULO 2

OS QUE ACREDITAM

Voltemos ao fundo do poço da minha depressão. Era uma tarde comum de um fim de semana qualquer, e o peso do dia parecia insuportável. Sentada no sofá, eu olhava para a televisão, hesitante. Não era uma hesitação qualquer, mas o produto de quase uma vida inteira de ceticismo. Uma vida acreditando que o amor era destinado para os outros, mas nunca para mim. O sofá era quase como uma espécie de bote flutuando em meio a um mar de descrença e dores. E ali estava eu, com a recomendação de uma mentoria ecoando na mente: *Rê, você precisa aprender a receber o amor.* Mais do que isso, tinha a TV bem na minha frente. O cursor do controle pairava com zero confiança sobre o título que me havia sido recomendado.

A série sugerida era *The Chosen*. Cuja indicação, vale dizer, eu já vinha ignorando há uns dois anos, inclusive quando aparecia para mim — por meio do algoritmo insistente do Instagram —, mostrando sempre uma mesma cena de Jesus com a mulher samaritana. Parte de mim revirava os olhos para a ideia de uma série religiosa. Afinal, eu julgava ser mais uma novela bíblica que retratava Jesus como um cara alto, loiro, musculoso e de olhos azuis. Eu temia o clichê, o tom moralista, a desconexão que muitas produções dessa temática costumavam trazer. Mas algo naquela tarde estava diferente. Afinal, a gente sempre pode dar com a língua nos dentes, não é? Eu estava exausta demais para resistir. Perdida também. Então, decidi assistir.

O que quer que você tente visualizar não chega nem perto do buraco em que eu estava metida naquele dia. Deparei-me de novo naquele limbo de que falei antes, sem saber para onde ir, o que fazer exatamente. Então dei play na série, mesmo que a contragosto porque, sendo honesta, o que eu tinha a perder? *Vou dar uma chance, deixa eu ver como vai ser isso*, pensei.

Logo no primeiro episódio fui surpreendida. Estava assistindo um pouco a esmo, até o momento em que Jesus chamou Maria Madalena. Eu me lembro da cena com muita clareza. Ela, perdida, à beira de desistir de tudo. Maria Madalena, no auge do desespero, pensava em morrer, até que algo inesperado aconteceu: uma pomba apareceu. Não uma pomba qualquer, mas um sinal, um convite silencioso para ela continuar. Madalena seguiu aquele voo, como se a ave carregasse uma promessa. Foi assim que chegou até Jesus, que a olhou e disse:

— Eu te conheço pelo nome — e ele a chamou pelo nome. *Pelo nome.*

Por alguma razão aquelas palavras me atravessaram como se fossem dirigidas a mim. Como se o nome enunciado fosse o meu. *Renata.* Meu nome, minhas dores, minha história. E ficou ecoando. De repente, senti um nó na garganta e, quando percebi, estava chorando. Mas era um choro diferente, como se carregasse anos acumulados de tristeza, culpa e silêncio. Era como se aquela cena estivesse desenterrando algo profundo de dentro de mim. Por mais que eu quisesse resistir, não consegui. A sensação era esmagadora: uma mistura de alívio e desconforto, de libertação e negação. E chorei. Chorei como não chorava havia anos. Era como se todas as dores, ressentimentos e rejeições que eu tinha carregado até então fossem liberados de uma só vez. E com o alívio veio a estranheza. Como uma série religiosa podia provocar isso? Como aquele Jesus, tão humano e acessível, podia ser tão diferente da figura austera e distante com a qual eu crescera?

Preciso dizer que cresci aprendendo sobre um Jesus associado à dor e ao sacrifício. O Jesus crucificado, o mártir, o inatingível. Até aquele momento, nunca me tinha sido apresentado um Jesus que pudesse rir, fazer piadas, ou se sentar ao meu lado para me escutar. Ainda que, claro, sempre tenha imaginado que, se ele existisse como descreviam, seria alguém bondoso, próximo e real.

E, de repente, lá estava ele na tela, exatamente como eu acreditava em meu coração.

Assim como Maria Madalena, eu também havia pensado em desistir, em desaparecer. Durante meses, um desejo silencioso de simplesmente sumir borbulhava em mim. Não era algo desesperado, mas era definitivamente algo constante. Em segredo, eu desejava que algo externo — uma doença, um acidente — resolvesse o que eu não tinha coragem de enfrentar. Mas, assim como Madalena encontrou uma simples pomba que mudou tudo, a vida me ofereceria um sinal: um objeto simples e improvável, uma colher que se tornaria o eixo da minha jornada de cura e transformação.

O que eu descobri no fim é que a série não era sobre religião. Era sobre amor. Sobre o poder de um gesto simples, de um nome dito com afeto, de um sinal inesperado — fosse uma pomba, uma colher ou uma cena que transformasse o significado da existência. E assim começou minha busca por mim mesma. *The Chosen* não era apenas sobre milagres; era sobre o jeito como Jesus olhava as pessoas, como as tratava. Não havia julgamento, apenas um amor genuíno. O Jesus da série não pedia perfeição, mas sim abertura. Ele não forçava ninguém; simplesmente esperava, convidava.

Foi isso que me desmontou. A percepção de que eu, talvez, também merecesse ser tratada com esse amor me atingiu como um soco. Até aquele momento, eu tinha me acostumado a acreditar que não era digna e que não fazia parte. As palavras da samaritana em outro episódio da série ecoaram em minha vida inteira: "Sou rejeitada por todos". E quando Jesus respondeu: "Mas não pelo Messias", foi como se ele estivesse falando diretamente comigo.

Lembrei-me de algo que a mentora também havia me dito: "Você precisa se permitir ser amada. Precisa permitir que a vida te trate com bondade". Mas como permitir isso quando por toda a minha vida acreditei que essa bondade não era para mim? Eu sentia que era como Mateus, outro personagem da série: cético, racional e incapaz de acreditar até mesmo em si próprio. Mas lá no fundo, perdido, ele ansiava por algo que nem sabia definir.

A série não me deu todas as respostas, mas abriu uma porta. E aquela tarde no sofá marcou um começo. Pela primeira vez, considerei a possibilidade de que o amor que eu tanto procurava talvez não estivesse tão distante, mas ao meu alcance — desde que eu estivesse disposta a recebê-lo. Foi assim que ali, naquela mistura de alívio e confusão, percebi: a cura começa quando abrimos espaço para o amor. Não importa o quanto tentamos resistir, ele sempre encontra um jeito de chegar até nós. Para Maria Madalena, foi através de uma pomba. Para mim, foi através daquela série e, mais tarde, de algo tão simples e simbólico quanto uma colher. Eu ainda não sabia, mas a colher seria meu próximo milagre.

E digo próximo porque, mais do que apenas trazer milagres para minha vida, a colher possibilitou que eu os reconhecesse. Como já contei para você algumas páginas atrás, nunca estive sozinha. De um jeito ou de outro, nos momentos mais assustadores, como as flores teimosas que brotam nas rachaduras, a vida às vezes nos surpreende com milagres. Por isso, preciso voltar um pouco para que esta história faça sentido. Olhando para trás vejo que aqueles dias sombrios marcaram o ponto de virada na minha jornada, tanto interior quanto exterior. E foi exatamente isso o que aconteceu comigo em 2015, num momento em que a tempestade parecia ter alcançado seu ápice.

Naquela época, eu não acreditava em nada. Deus? Destino? Intuição? Tudo isso soava como bobagem para alguém que sentia que a vida era uma sequência de desastres. Meu ceticismo não surgira do nada, era fruto de anos de rejeição, bullying, medo e desamparo. A sensação de que o mundo sempre conspirava contra mim foi se cristalizando com o tempo, especialmente após dois eventos traumáticos que definiram o início daquela fase: um assalto e um diagnóstico de câncer, ambos na mesma semana — acredite se quiser.

Por causa de toda essa descrença que eu me identifiquei tanto com a representação de Mateus em *The Chosen*. Para quem não têm familiaridade com a série ou com as histórias bíblicas, Mateus era um publicano, em outras palavras, ele coletava impostos dos hebreus para o Império Romano, o que significa que ele era visto com péssimos olhos. Assim como eu, ele também usava o ceticismo e a racionalidade para se proteger, o que fez com que eu me identificasse profunda e imediatamente. Porque mais do que desacreditado, no início da série, ele estava perdido. No fundo, Mateus queria alguma coisa, alguma ajuda de algo ou de alguém que ele nem sabia explicar, e era exatamente o que eu estava sentindo.

Desde muito nova, sempre fui movida pelo questionamento. Era uma forma de existir, de tentar entender um mundo que parecia não me querer. Talvez por isso nunca tenha gostado das missas. Aquela figura vestida de preto no altar, falando sem pausa, sem abrir espaço para diálogo, me incomodava profundamente. Se algo não fazia sentido para mim, por que eu não podia expressar minha dúvida? Em muitos ambientes religiosos o salário da dúvida é o pecado. E pior, as respostas não me acolhiam, me empurravam ainda mais para longe. Se não havia espaço para diálogo, eu não queria fazer parte. Sentia que, naquele universo, a regra era aceitar e se conformar, e eu não sabia fazer isso. Na verdade, eu não conseguia. Minha mente insistia em perguntar, mas a única resposta que encontrava era o silêncio — ou a exclusão.

Essa tendência ao questionamento não era apenas sobre religião. Era reflexo de algo maior: do sentimento de rejeição que me acompanhava desde sempre. Como você já sabe, muitas vezes eu me senti (e fui) ridicularizada, excluída, como se houvesse algo em mim que nunca era bom o suficiente. Esse ciclo de rejeição se enraizou na minha cabeça, afinal, se eu mal conseguia ser querida por aqueles que eram como eu, por que Deus iria me querer? Eu via muita gente falando sobre Deus com enorme entusiasmo. "Deus me abençoou", diziam. "Foi Deus quem me ajudou." Mas comigo as coisas não pareciam funcionar dessa forma. Nada dava certo e eu me perguntava: *por que Deus escolheria me ajudar*? Esse sentimento cresceu até se transformar em resistência. Então, passei a não acreditar nem em Deus nem em um plano espiritual. Para mim, parecia mais fácil viver sem isso do que aceitar a ideia de um ser que, se existisse, tinha decidido me ignorar.

Era o auge do meu ceticismo, em um emprego horrível, sofrendo muito assédio moral dentro do ambiente de trabalho e passando por diversas coisas ao mesmo tempo. E como nada é exatamente fácil, em um domingo qualquer de setembro do ano de 2014, aos 22 anos, fui beber água de manhã e, quando ergui a cabeça para entornar a garrafa, meu pai chamou atenção para uma bolinha no meu pescoço. Não sei se antes disso eu já havia me dado conta dela, mas como não era algo que incomodava, dei de ombros. Olhei no espelho e respondi sem preocupação que devia ser um gânglio, algo normal. Nunca doeu, nunca me incomodou, então por que dar importância? Mas a preocupação, claro, ficou comigo. Passei a prestar atenção e, em fevereiro de 2015, comecei a sentir algo novo: uma dor fina, como se uma linha atravessasse aquela bolinha. Foi então que decidi procurar um clínico geral. O médico pediu um ultrassom e o exame revelou que havia um "corpo estranho" no meu pescoço. Parecia algo simples, um cisto, que poderia ser removido com anestesia local. Ele me entregou a guia para a cirurgia, mas algo dentro de mim gritou: "não faça isso!".

Na época, eu não entendia que aquela voz interior era minha intuição, mas a rejeição à ideia foi avassaladora. O simples pensamento de estar acordada enquanto mexiam no meu pescoço me causava pânico. Por sorte — ou destino — eu tinha uma amiga cuja sogra estava sendo tratada por um especialista em cabeça e pescoço. Ela me passou o contato do médico, e logo marquei uma consulta. Quando conheci o doutor José Brandão, ele foi direto. Achava que provavelmente era algo simples, mas pela delicadeza da área, preferiu não ter surpresas. Antes de operar, ele recomendou uma punção para analisar o material. Se você não sabe ou nunca fez esse procedimento, ótimo! Desejo que você nunca tenha de fazê-lo.

Não é preciso muita empatia para imaginar o desconforto desse processo, que consiste em retirar uma amostra do tecido adoecido com uma agulha. Como precisou ser feito na região do pescoço, eu senti tudo: a perfuração, a extração. E mesmo assim o verdadeiro impacto veio com o diagnóstico dias depois, quando o médico me chamou de volta. Ele parecia sério, quase desconcertado, quando disse que eu tinha um carcinoma adenoide cístico, o que era surpreendente para ele também. Ele explicou que esse tipo de câncer é raro, principalmente em pessoas jovens. Costuma aparecer em mulheres acima de 50 anos, geralmente como reincidência de outro câncer, como o de mama.

Mas eu não tenho histórico disso!, pensei naquela hora. Minha mãe, sim, havia enfrentado um câncer de mama, mas eu? Nunca imaginei que isso pudesse me atingir. A notícia foi como um soco, mais um. Senti-me esmagada por uma realidade que, até então, parecia distante. Minha mente foi invadida por pensamentos sombrios, e o câncer, para mim, virou praticamente uma sentença de morte. Não era justo! Eu estava no auge da minha juventude, e de repente parecia que tudo tinha um prazo de validade.

O câncer em si era considerado simples pelos médicos. Estava encapsulado, sabíamos sua localização. Contudo, a posição dele tornava tudo mais complicado. A bolinha estava atrás de um nervo crucial que sai da cabeça e passa pelo pescoço, responsável por sustentar os movimentos do rosto. O risco? Se o nervo fosse danificado, meu rosto "cairia". Não se tratava apenas de uma paralisia temporária; minha expressão facial seria permanentemente comprometida. Por isso, a cirurgia exigia um equipamento específico, um monitor que só existia em dois hospitais no Brasil naquela época: o Sírio-Libanês e o Nove de Julho, ambos em São Paulo. Esse monitor ajudaria o médico a mapear o nervo em tempo real, indicando o momento exato para operar sem comprometer os movimentos do meu rosto.

A complexidade da situação trouxe uma mistura de alívio e terror. Alívio porque havia uma solução. Terror porque ela exigia uma precisão cirúrgica — literalmente. Enquanto eu aguardava os passos seguintes, sentia a fragilidade da vida como nunca tinha sentido antes. Ter um câncer aos 23 anos era algo que me fazia questionar tudo: minha saúde, minhas escolhas e, mais profundamente, minha própria existência. Ao mesmo tempo, essa experiência despertava algo que eu ainda não compreendia: uma força silenciosa dentro de mim. Também uma intuição que desafiava todo meu ceticismo. O que era aquela certeza imediata que me fez recusar a cirurgia? E por que ela estava certa?

Para além da surpresa do diagnóstico, a paz da minha mãe com a situação também foi surpreendente para mim. Quando recebi o diagnóstico, ela foi a primeira pessoa em quem pensei. Ela já havia enfrentado um câncer antes, e, mesmo assim, tinha uma serenidade em si que eu não esperava. Eu sempre a reconheci como alguém forte, mas vê-la tão tranquila enquanto sua filha recebia uma notícia dessas era quase desconcertante. Minha mãe lidava com tudo de forma prática, quase como se já soubesse que tudo ia dar certo. A sua presença era meu porto seguro em meio ao caos que tomava conta de mim.

Meu pai, por outro lado, foi o oposto disso. Eu nunca tinha visto um homem tão frágil e tão tomado pelo medo. Ele, que sempre foi a rocha da família, parecia despedaçado. O pânico dele era evidente, e isso me tocava profundamente. Não porque eu esperava que ele fosse diferente, mas porque era como se o peso da minha doença estivesse dobrado: eu carregava o meu medo e o dele.

Parece mentira, eu sei. Até em um livro de ficção tantos acontecimentos dramáticos pareceriam inverossímeis, mas no dia seguinte ao diagnóstico eu fui assaltada. Um motoqueiro me fechou e, de forma rápida e brusca, exigiu minha bolsa. No meio do trânsito, cercada por carros com motoristas que desviavam os olhos, senti algo que ia além do medo: um vazio profundo. Naquele momento, eu estava completamente imersa no desespero e na incredulidade. *Se existe um Deus, onde ele está agora? Como ele permite que isso aconteça?*, eu pensava. Não havia respostas.

Então algo inesperado me ocorreu. Pensei na minha madrinha, que havia morrido de câncer em 2013. Era 2015, e a perda estava recente, e de algum jeito contrastei a experiência dela com a da minha mãe, percebendo que eu tinha algo em comum com essas duas mulheres. Como se aquele fio muito fino de dor que eu sentia na bolinha fosse também outra coisa, um fio que me unia a algo maior, algo que eu só entenderia anos depois. Mas, diante disso, coloquei na minha cabeça: eu tenho um problema, vou dormir e amanhã vou acordar sem esse problema. E quem estiver lá na sala de cirurgia que vai resolver. Parece simples, mas foi essa confiança em algo que não estava sob o meu controle que me trouxe muita paz.

Como se essa paz, essa fé de que as coisas dariam certo tivessem destravado algo, porque em seguida fui surpreendida por uma boa surpresa. Um convite chegou: eu havia sido selecionada para representar o Brasil em um evento global promovido pelo Instituto Bill Clinton, que aconteceria em Londres. O evento seria realizado em um castelo, com representantes do mundo inteiro para discutir soluções inovadoras para problemas sociais. Naquele momento, o convite parecia um lapso de sorte, uma distração diante da tempestade. Decidi aceitar, mesmo com meu médico insistindo para que a cirurgia fosse realizada antes da viagem. Eu sabia que precisava daquele tempo e daquela experiência. Estava decidida: carregaria o câncer comigo para Londres e o enfrentaria na volta.

Chegar ao castelo foi como entrar em um conto de fadas. As imponentes escadarias, os jardins exuberantes e o peso histórico do lugar contrastavam fortemente com a turbulência que eu sentia internamente. Por três dias, estive cercada de pessoas incríveis e uma energia que me inspirou profundamente. Como valeu a pena! Mas foi só no voo de volta que algo verdadeiramente transformador aconteceu. Sentada junto à janela do avião, olhando para o céu infinito, fui tomada de novo por uma paz, dessa vez, entretanto, por uma que eu nunca havia experimentado antes. Todo o medo e a ansiedade que haviam me consumido começaram a desaparecer, como se um peso tivesse sido retirado dos meus ombros.

Um pensamento diferente de todos os que eu tinha tido até ali mudou tudo: *e se Deus existir?* Eu não tinha certeza, mas era um lampejo de esperança. Algo maior parecia estar cuidando de mim. Não fazia sentido eu, uma jovem comum, estar naquele castelo, vivendo aquela experiência única em meio a tantos desafios.

Quando voltei ao Brasil, senti que algo dentro de mim havia mudado. Minha perspectiva de vida já não era mais a mesma. A intuição que tinha me guiado a recusar a cirurgia local antes de consultar outro especialista, o convite inesperado para o evento, a paz que senti no voo... Tudo parecia mais do que coincidência. Foi a partir dali que comecei a explorar um pouco mais a minha espiritualidade. Não foi um caminho linear, nem fácil, mas aquele pequeno lampejo de fé que nasceu no avião abriu espaço para perguntas mais profundas, que me levaram a buscar respostas em lugares onde antes eu sequer ousava olhar.

A ficha caiu de repente, como se todo o peso daquilo que parecia irreal finalmente tivesse se transformado em verdade. Naquela manhã, vestindo a roupa de hospital que deixava meu corpo desprotegido e a alma exposta, percebi que era mesmo o dia. A cirurgia ia acontecer. Havia medo, claro, mas havia também algo diferente: um senso de missão. Eu sabia que acordaria sem o problema que me acompanhava, mas precisava de uma distração. Então fiz o que sabia de melhor: falei. Muito.

Falei sobre minha viagem ao castelo e contei com tantos detalhes e entusiasmo que a equipe médica se divertiu enquanto preparava tudo. O anestesista até comentou:

— Nunca vimos alguém tão feliz antes de uma cirurgia destas.

Eu não estava feliz, é claro, mas foi meu jeito de enganar o medo. Deixei que minhas palavras transformassem o momento em algo menos clínico e mais humano. Assim, quando dormi sob a anestesia, ainda estava na magia do castelo.

Acordei com o rosto intacto e a confirmação de que o tumor era menor do que temíamos. O alívio foi imediato e, mais do que físico, trouxe uma sensação de paz que eu nunca tinha experimentado antes. Era como se, por um breve instante, o mundo estivesse em ordem. Eu não sabia explicar de onde vinha aquilo, mas foi reconfortante.

Dias depois, minha mãe observou algo que mudaria minha visão sobre o que aconteceu. A data da minha cirurgia — 8 de junho de 2015 — coincidia exatamente com o dia em que ela havia retirado o útero, dezoito anos antes. Era algo que eu não teria percebido sozinha, mas ela notou e eu passei a perceber mais nuances misteriosas na vida. Olhando para trás, entendi que aquele dia, que marcava o começo da minha cura, era também um símbolo do ciclo que vivemos juntas.

Essa descoberta me levou, anos depois, a buscar a numerologia pela primeira vez. Compreender isso me trouxe uma perspectiva sobre como a vida organiza nossas jornadas, mesmo que nem sempre percebamos os padrões no momento em que eles acontecem. Era como se tudo estivesse conectado, mesmo que eu não entendesse exatamente como. Mais do que isso, esse evento me aproximou da minha mãe. Passei a enxergá-la com mais amorosidade, reconhecendo nela não só a figura de mãe, mas a mulher que havia enfrentado sozinha seus próprios desafios. Pela primeira vez, vi a humanidade dela de forma clara. Entendi que, assim como eu, ela carregava suas dores, mas fazia o melhor que podia. Essa compreensão me libertou de mágoas e trouxe uma reconexão profunda entre nós.

Foi nesse processo de despertar para o inesperado que comecei a acreditar que existia uma força maior e a pedir por milagres. Eu não sabia bem o que queria, mas precisava de algo que trouxesse sentido àquele momento de escuridão. Pedi em oração, na solidão de crises de ansiedade, com lágrimas e palavras desesperadas:

— Me dá um milagre. Qualquer coisa. Só me mostra que você está aí.

E quando o milagre veio não era bem o que eu imaginava, mas lá estava ele. A colher de pau apareceu para mim por conta de uma ideia nascida durante um episódio de *The Chosen*. E, sem perceber, aquela simples colher se transformou no símbolo de algo maior. Mas essa história, como todas as boas histórias, merece seu próprio momento. O que posso adiantar é que pela primeira vez eu havia acreditado, e acreditar me fez perceber que eu não estava aqui à toa. Eu fazia parte de algo maior: restava saber o quê.

CAPÍTULO 3
OS ESCOLHIDOS

Como contei em outros momentos e você deve ter percebido, apesar de ter perdido a fé em muitas ocasiões da vida, eu sempre fui uma pessoa curiosa. Por conta de tudo que aconteceu, acabei desenvolvendo um grande interesse em conhecer pessoas e lugares, fazendo de tudo para aproveitar o máximo de cada vivência. Por esse motivo, viajar sempre foi algo muito prazeroso para mim, geralmente sendo um momento de descobertas e aprendizados.

No entanto, pouco antes de a amizade com a Luiza ruir, nós viajamos juntas para o Chile com outras amigas dela. A viagem me trouxe muito aprendizado, mas de um jeito um tanto inesperado. Foi a primeira vez que eu realmente me vi dividida entre duas versões de mim mesma: a Renata que eu conhecia, que sempre dizia sim, se anulava e evitava conflitos; e a Renata que estava emergindo, aprendendo, ainda desajeitada, a dizer não, a impor limites e a se reconhecer.

Luiza era uma amiga de todas as horas, daquelas que parecem destinadas a fazer parte da sua vida para sempre. Eu confiava nela como uma irmã e conhecia sua família como se fosse a minha. Ela era minha fortaleza e meu porto seguro em meio às turbulências. Contudo, nessa viagem algo mudou. Passei a vê-la com novos olhos e, ao mesmo tempo, percebi que a nova Renata, que começava a nascer, não se encaixava mais na dinâmica da nossa amizade. Naquela época, costumo brincar que eu estava em um período que poderia ser chamado de "Entre Renatas". Eu não era mais a pessoa de antes, mas também ainda não sabia bem quem estava me tornando. Esse espaço indefinido trouxe à tona não só minhas inseguranças, mas também os atritos que eu sempre evitei. Pela primeira vez enxerguei com clareza como a Luiza estava acostumada com a Renata antiga: a que aceitava tudo, a que nunca reclamava, a que nunca se impunha. E a nova Renata, ainda incerta, não sabia bem como lidar com isso.

Foi uma experiência dolorosa. Nosso convívio — antes tão cúmplice e harmonioso — se tornou pesado, não por culpa dela ou das suas outras amigas, mas porque eu mesma não soube como impor os meus limites ou expressar minhas insatisfações. Ainda estava presa ao medo de desagradar, de perder, de ser rejeitada — uma sombra que carregava desde os tempos de bullying, quando aprendi a me anular para ser aceita. Ao passo que eu queria explorar lugares históricos, cafés e museus, na tentativa de conhecer mais a cultura local do Chile, as outras meninas estavam mais preocupadas com festas e atividades que não faziam sentido para mim. O que não faria a menor diferença, não fosse o fato de que Luiza não esteve ao meu lado nessas horas. Ela parecia levar a opinião das outras muito mais em conta do que a minha, como se a amiga nova — que precisava se enturmar e provar valor — fosse eu, que a conhecia há tantos anos, que era praticamente sua irmã!

Foi aí que percebi uma verdade difícil de encarar: nossa amizade não estava mais alinhada. Não era sobre a Luiza ter mudado, mas sobre eu estar finalmente entendendo que até mesmo as amizades precisam de limites, de respeito mútuo, de espaço para vulnerabilidade. O erro não foi dela. Foi meu por nunca ter tido coragem de dizer o que realmente sentia. E assim, o que deveria ser uma viagem para descansar e viver aventuras, se tornou um marco de transformação pessoal. Foi ali que eu aprendi, da maneira mais dura, que crescer significa aceitar que nem todas as relações vão acompanhar nossas mudanças. E como você sabe, perceber isso e encerrar esse ciclo de amizade me causou muito sofrimento.

Além disso, enquanto minha vida pessoal desmoronava em fragmentos que eu mal conseguia juntar, minha relação com o trabalho também começava a virar uma curva perigosa. Passei por uma transição de carreira importante: tinha saído de um emprego corporativo, onde já não me sentia feliz, e aceitei o desafio de trabalhar em uma startup. Parecia a decisão certa na época. O mundo das startups prometia dinamismo, inovação e um ambiente mais informal, características que me seduziram depois de anos de rigidez corporativa. E o que encontrei foi outra realidade: um lugar onde o ritmo frenético engole tudo e todos. Não havia planejamento. Não havia regras claras. Apenas execução. Minha mentalidade corporativa, metódica e organizada não tinha espaço ali. E eu, que já me sentia perdida em tantas outras áreas da vida, fui completamente consumida por esse novo ambiente.

Logo o trabalho se tornou mais do que uma ocupação. Tornou-se meu refúgio, minha válvula de escape e, para piorar, meu termômetro de valor pessoal. Trabalhar por doze, quinze, dezesseis horas seguidas era, ao mesmo tempo, um esforço para me manter ocupada e uma tentativa desesperada de preencher o vazio que eu sentia. Se eu fosse bem no trabalho, talvez minha vida toda pudesse parecer melhor. Mas a verdade é que o vazio só crescia. Essa busca incessante por aprovação e a tentativa de mascarar a tristeza me empurraram para um abismo. Eu vivia uma rotina em que, externamente, parecia uma profissional engajada, feliz e confiante, mas internamente cada reunião era um exercício de pânico disfarçado, cada tarefa parecia exigir uma energia que eu não tinha. A tristeza estava se acumulando há meses — desde agosto de 2022 —, mas eu me recusava a enxergar os sinais.

Por fim, cheguei ao limite. Não fui diagnosticada formalmente com *burnout*, mas vivi todos os sintomas. Não conseguia mais me concentrar em nada, e a simples ideia de uma reunião longa me causava pavor. Meu corpo estava presente, mas minha mente, exausta e entristecida, mal conseguia acompanhar o ritmo.

A startup, com sua demanda incessante de dedicação e energia, era implacável. Não havia espaço para parar, respirar ou processar o que estava acontecendo comigo. A vida inteira parecia se resumir àquilo: trabalhar para esquecer e, ironicamente, me esquecer no trabalho. Hoje, quando olho para trás e reflito sobre essa época, percebo como eu me perdi entre as demandas externas e internas. O trabalho, que deveria ser apenas uma parte da minha vida, se tornou um espelho distorcido de quem eu era e do valor que acreditava ter. Foi uma lição dura, mas essencial: a vida não se resume a produtividade, e fugir de si mesmo nunca é a solução.

***

Há momentos na vida em que algo aparentemente banal nos move de maneira inexplicável. Foi exatamente o que aconteceu comigo ao assistir a uma cena de poucos minutos na série *The Chosen*. Naquele período, eu estava atravessando uma fase sombria, buscando qualquer fagulha de esperança que pudesse iluminar o caminho. E, para minha surpresa, encontrei essa fagulha na ingenuidade quase cômica de um personagem.

Depois de ter sido bastante afetada pela série, resolvi revê-la. No quinto episódio da segunda temporada, Mateus, o coletor de impostos rejeitado — e representado como um homem autista na série —, estava no acampamento, cozinhando ao lado de Tomás. De repente, um homem possuído pelo demônio invade o local. Tomás, em um reflexo de defesa, pega uma faca para se proteger. Mateus, no entanto, olha ao redor e, sem pensar duas vezes, agarra... uma colher de pau. Uma colher de pau para enfrentar o desconhecido.

Aquilo me fez rir. Aliás, por alguma razão, aquilo me fez rir alto. Era engraçado, sim, mas havia algo mais naquela cena. Assistindo pela segunda vez, fui tomada pela singeleza daquele gesto, uma pureza, um toque de humanidade que transcendeu o humor. Aquilo me comoveu profundamente. Naquele momento, algo dentro de mim se alinhou, como se eu tivesse recebido um download espiritual. E o que eu pensei foi: *vou dar uma colher de pau para esse ator.* Uma ideia simples e tão absurda, mas que me veio carregada de certeza.

A ideia da colher ganhou forma rapidamente, mas não seria qualquer colher. Precisava ser uma especial, artesanal e genuinamente brasileira. E mais: ela deveria vir de João Pessoa, cidade que carregava um peso emocional significativo para mim. João Pessoa não era apenas uma capital nordestina com forte tradição em artesanato, era também parte da minha história. Desde pequena, eu visitava meus avós no sertão da Paraíba e passava as férias na cidade. Para mim, ela era quase tão familiar quanto São Paulo, uma cidade que transbordava memórias afetivas e simbolizava minhas raízes.

Conversei com a minha mãe, que estava prestes a viajar para o sertão. Pedi que, caso ela passasse por alguma loja de artesanato, procurasse por uma colher de pau única, algo que pudesse carregar consigo a essência do Brasil e a força daquela ideia. Ela achou que eu estava doida, claro. Afinal, quem em sã consciência planeja presentear um ator norte-americano com uma colher de pau brasileira? Mas insisti. Era mais do que uma colher. Era um símbolo de esperança, gratidão e transformação.

No início, a ideia parecia simples. Apenas um gesto despretensioso: homenagear, com uma colher de pau artesanal e brasileira, um ator de uma série que me tocou profundamente. Só isso. Eu não fazia ideia do que estava por vir. Mas aos poucos, pesquisando mais sobre o Ator, fui me conectando com a história dele, alguém que, sem saber, transformou a forma como eu via a mim mesma. Em entrevistas, ele relatava sobre a rejeição na infância, as dificuldades em perseguir seu sonho de ser ator e a força que precisou encontrar para continuar, mesmo em momentos de frustração profunda, e tudo isso ressoou comigo. Ele falava de aceitação, de sensibilidade e de ressignificar aspectos de si mesmo que antes pareciam defeitos.

Inspirada pelo Ator, voltei a explorar o universo que sempre me trouxe alegria: a arte. Assisti ao meu primeiro filme de Bollywood, voltei a ouvir mantras e até redescobri minha paixão pelo cinema. Essa reconexão não foi apenas um resgate de hobbies; foi um resgate de quem eu era antes de me perder no automatismo da vida. Eu havia me esquecido do quanto amava a arte em sua forma mais bruta, e a sensibilidade dele ao protagonizar Mateus me lembrou disso. Relembrei o quanto fui aceita e abraçada em salas de cinema, teatros e museus — esses lugares me acolheram quando eu ainda era a rejeitada da escola. Foi a arte que me apresentou o mundo e que me permitiu viver e tocar a vida de várias formas.

O Ator não fez nada além de ser ele mesmo, e esse pouco foi suficiente para me ajudar a reescrever a narrativa da minha vida. Ele foi um espelho, um contraste que me mostrou que tudo o que eu precisava para transformar meu mundo já estava dentro de mim. E foi dessa nova perspectiva, cheia de aceitação e amor próprio, que nasceu a ideia de criar algo especial: uma caixa para expressar minha gratidão por tudo o que ele, mesmo à distância, havia inspirado em mim. A caixa seria mais do que um presente; era um símbolo de reconexão, de sonhos renascidos e de uma jornada que — mal sabia eu — ainda estava apenas começando.

Enquanto minha mãe viajava, minha mente já ia além. Não bastava entregar uma colher; eu queria criar algo maior. Uma caixa que não apenas contivesse o presente, mas que celebrasse o Ator, a série e a cultura brasileira. A colher seria o coração desse projeto, mas eu incluiria outros elementos que representassem a minha história e a minha conexão com aquela jornada. Era como se, ao preparar esse presente, eu estivesse curando partes de mim. O que começou como uma cena breve, quase irrelevante para a maioria dos espectadores, tornou-se para mim um marco de renascimento. O gesto despretensioso de um personagem segurando uma colher para enfrentar o inimaginável me ensinou algo poderoso: às vezes, enfrentamos nossos maiores demônios com as ferramentas mais simples.

E ali estava eu, confrontando as mesmas questões. Durante anos, senti vergonha de partes de mim que achava erradas — minha sensibilidade, minha intensidade, meu amor pela cultura pop, meus fracassos acadêmicos e profissionais. Mas, ao ouvir o Ator falar de si mesmo com amorosidade e honestidade, percebi que não havia erro em ser quem eu era. Aos poucos, fiz as pazes comigo mesma e comecei a resgatar sonhos e curiosidades que haviam ficado pelo caminho.

Era um sábado à noite. Eu estava em casa, fazendo qualquer coisa, quando recebi uma mensagem da minha mãe. Ela estava em João Pessoa, na viagem que havíamos combinado. Na tela, uma foto de uma colher de pau. Foi como um trovão! Dei um grito tão alto que o vizinho veio tocar a campainha para saber se estava tudo bem. Eu ria e chorava ao mesmo tempo, tomada por uma emoção que não sabia explicar. Para mim, aquele momento era mais do que a confirmação de que minha mãe tinha encontrado a colher. Era um sinal divino. Pense bem: qual era a chance de minha mãe, no meio de uma cidade grande, encontrar exatamente a colher que eu havia idealizado? Não uma qualquer, mas uma peça artesanal, cheia de alma, produzida por uma comunidade indígena da região.

No dia seguinte, ainda encantada com o ocorrido, minha rotina me puxou de volta à realidade. Afinal, eu ainda trabalhava em uma startup, em um ritmo alucinante, e, por mais que amasse o que fazia, algo estava fora do lugar. Foi então que na terça-feira recebi uma notícia inesperada: fui demitida. O choque foi inevitável. Apesar dos bons feedbacks recentes, a empresa havia se reorganizado, e minha função acabou sendo absorvida por outras áreas. Era um misto de sentimentos. Se por um lado eu estava triste pela perda e pelo susto, por outro, ao mesmo tempo, estava aliviada. A demissão parecia, de certa forma, uma libertação. E então, na quarta-feira à noite, minha mãe voltou de viagem e entrou pela porta com um sorriso e, em suas mãos, a colher.

Ao passo que eu segurava aquele objeto tão simples, senti que carregava algo muito maior e queria saber mais sobre ele. Perguntei onde ela tinha encontrado a peça e ela descreveu o momento da seguinte maneira: enquanto passeava com a minha tia, elas avistaram uma loja de artesanato. Uma mulher indígena as recebeu, e a minha tia avistou a colher logo na entrada da loja e chamou a minha mãe que, ao perceber que era exatamente o que eu havia pedido, comprou sem hesitar. No entanto, ela disse algo que me deixou intrigada: não se lembrava do nome da loja, nem da vendedora ou mesmo da rua em que estavam. Era como se houvesse um vazio em sua memória. Ela recordava a imagem da colher, o jantar com a minha tia depois disso, e nada mais. A lembrança parecia fragmentada, quase irreal.

Fiquei fascinada com o detalhe da origem indígena da colher e com o mistério em torno da compra. Era como se tudo tivesse sido orquestrado de uma maneira que escapava à lógica. Aquela colher era mais do que um presente. Era uma promessa de que algo extraordinário estava para acontecer. Segurei o objeto com determinação. *Vai dar certo*, pensei. *Essa colher vai mudar alguma coisa. Ela já mudou.* Foi um sinal divino. Não tinha como ser outra coisa. A colher não era apenas uma peça de madeira trabalhada à mão. Ela veio através das mãos da minha mãe, e isso, para mim, era simbólico. A bênção de uma mãe carrega uma força inegável, uma aprovação que transcende palavras. Quando minha mãe entregou a colher, tive a certeza: as coisas dariam certo.

Por coincidência, embora a essa altura o acaso pareça banal demais para descrever alguns acontecimentos, o timing das coisas não poderia ser mais perfeito, pois na quinta-feira, logo que minha mãe retornou de viagem, fui a um evento de lançamento da terceira temporada de *The Chosen*. Na época, Hollywood passava por uma greve no setor de atuação, então nenhum dos responsáveis por dar vida aos personagens da série poderia vir. O único presente era o diretor: Dallas Jenkins.

Eu havia me inscrito semanas antes para ser voluntária e, com um pouco de surpresa, fui aceita. Ainda abalada pela demissão recente, vi no evento uma oportunidade dupla: além de estar cercada por algo que eu amava, poderia fazer *networking* com profissionais da área de marketing e eventos. O evento aconteceu no Cinemark do shopping Iguatemi, na Faria Lima, um lugar icônico em São Paulo. Decidi levar a colher comigo. Não só porque ela representava algo especial, mas porque era uma referência direta à série — só os fãs entenderiam. Pensei que ela poderia ser um jeito de conhecer pessoas e de me conectar a elas, fazer amigos, quem sabe.

Logo que cheguei, percebi que a colher era um ótimo quebra-gelo. Me destacava. Para quem reconhecia a conexão com a série, era motivo de empolgação; para os outros, gerava curiosidade. "Por que essa garota estaria andando por aí com uma colher dessas?", ouvi mais de uma vez. No entanto, isso ajudou a abrir caminho — literal e figurativamente. Na função de recepcionar os convidados VIPs, usei a colher para chamar atenção e organizar as pessoas. Apontava o caminho usando-a como seta. Foi assim que a garota da colher começou a ser notada.

No final do evento, percebi que os voluntários estavam um pouco tímidos, olhando de longe o Dallas e sua equipe. Eu sabia que aquela era uma oportunidade única, então não pensei duas vezes: fui falar com a produção e pedi uma foto. Depois de um pouco de conversa, conseguimos. Reuni todos os voluntários com um grito e a colher na mão: "Venham, vamos tirar a foto!".

Quando chegou a minha vez, Dallas me viu e soltou:

— A garota da colher! — foi surreal. Sorri, segurei a colher e expliquei:

— É meu sonho entregar isto para o Ator. Eu sou fã e comprei para ele.

Para a minha surpresa, Dallas respondeu sem hesitar:

— Isso não é um problema — ele abriu o paletó, sacou o celular do bolso e continuou —, diga o que quiser. Eu vou filmar e enviar para ele.

Naquele instante, o mundo parou. Eu tremia, mas falei tudo que meu coração mandava — os anos todos de inglês se pagaram naquele momento. Expliquei o significado da colher, da série, e como tudo tinha acontecido. Depois que terminei, Dallas sorriu e garantiu que o vídeo chegaria ao Ator. Meu coração explodiu de alegria. Quando os outros voluntários perceberam, todos vieram me parabenizar e lembro de alguém dizer:

— Renata, o Dallas te notou! Você foi incrível!

Algo mudou dentro de mim depois daquilo. Desde a demissão, eu me sentia à deriva, como se tudo ao meu redor estivesse afundando em uma água escura e espessa, difícil de sair e que deixava uma marca em cada superfície que tocava. Mas aquele evento me trouxe uma certeza: minha história tinha valor. Eu tinha algo a oferecer ao mundo. A colher, tão simples e simbólica, havia se tornado um portal para novas conexões e possibilidades.

Uma nova sensação tomou conta de mim. Não era apenas a memória do evento ou a esperança de conhecer o elenco da série. Era algo mais profundo: a confirmação de que o extraordinário pode surgir nos detalhes mais simples. A alegria que brotava do meu peito naquela noite parecia impossível de conter. O evento com a equipe de *The Chosen* tinha sido mais do que um trabalho voluntário; foi um sinal de que coisas boas poderiam, sim, acontecer comigo. O vídeo gravado pelo próprio diretor me enchia de esperança e felicidade. Eu me sentia invencível e com esse sentimento resolvi fazer algo impulsivo. Você já ouviu falar do Cameo? É um aplicativo que permite enviar mensagens pagas ou solicitar vídeos personalizados de figuras públicas. A partir dele, decidi enviar uma mensagem para o Ator. Eu já havia pedido um vídeo personalizado alguns meses antes, então, de certa forma, era como se ele "já me conhecesse". Havia algo especial que eu queria compartilhar com ele, então, escrevi: "Oi, Ator, se você vir um vídeo de uma garota com uma colher, fique tranquilo, sou eu. Essa colher veio de uma comunidade indígena".

Na época, eu acreditava que ela era da Amazônia, embora não soubesse todos os detalhes. Era importante para mim que ele entendesse que a colher tinha significado. Para a minha surpresa, alguns segundos depois, ele respondeu: "Ah, você? Eu não acredito! Isso me trouxe muita alegria. Obrigado, Renata. Eu estava triste porque deveria estar no Brasil, mas com a greve, não consegui ir. Sua mensagem trouxe um sorriso ao meu rosto. Mal posso esperar para te conhecer e ouvir suas histórias!". Eu fiquei completamente emocionada. Não era apenas a resposta, mas o tom. Ele foi gentil, autêntico e aberto. Era como se, naquele momento, um círculo invisível se formasse, ligando nossas realidades. Lembro até que ele brincou: "Caramba, a colher tá mais famosa que o Mateus, né?". Mateus, o personagem que ele interpretava em *The Chosen*, parecia ter perdido o protagonismo para uma fã com uma colher! Mas o ápice da conversa veio com um toque de humor. Eu mencionei um detalhe peculiar — um vestido de guaxinim que tenho. Sim, guaxinins são os animais favoritos dele, e só alguém que realmente gosta muito disso encontraria graça em um vestido com essa estampa.

"Ah, se eu soubesse que você viria para o Brasil, teria gravado o vídeo usando meu vestido de guaxinim!" Ele riu e respondeu: "Então você vai ter que usar o vestido quando eu for ao Brasil! Quero vê-lo e receber a colher das suas mãos". Foi uma troca breve, mas significativa. Percebi que aquele presente não era importante só para mim, mas para ele também. A colher, que começou como um símbolo pessoal, ganhou novo sentido: não era mais apenas um objeto, mas um vínculo entre duas pessoas que se conectaram de forma genuína. Essa troca me mostrou algo valioso: muitas vezes, nossa vulnerabilidade em mostrar quem somos, mesmo que seja através de algo aparentemente bobo — como uma colher ou um vestido de guaxinim — pode criar laços reais. Agora o Ator conhecia um pedaço de mim, e, de alguma forma, isso fez com que aquela relação, ainda que breve e à distância, se tornasse especial.

Mas é claro que as coisas ainda podiam ficar mais interessantes. Algumas horas depois desse domingo à noite, estava limpando meu quarto em um desses momentos de impulsividade noturna, quando nos bate aquela necessidade repentina e aleatória de limpeza, com a colher repousando sobre minha mesa enquanto eu ouvia músicas e limpava livros. A playlist era bastante eclética. Enquanto eu organizava algumas coisas em meio a vários sucessos do pop, Lady Gaga começou a tocar. E quando as primeiras notas de "Bad Romance" soaram, não resisti à vontade de dançar. Conheço a coreografia do clipe de cor e salteado. E quando chegou o refrão — aquele icônico *"I want your love and I want your revenge"* — entrei no ritmo. Precisando de um microfone para que a performance fosse completa, eu peguei a colher. Fiz os movimentos com os braços, contando os passos na minha cabeça: *one, two, three... four!*

E foi no *four* que tudo mudou. A colher. A colher que tinha se tornado um símbolo, um amuleto, caiu no chão e quebrou.

Fiquei paralisada.

Parei de dançar, parei de cantar, parei de respirar. Olhei para o chão, incrédula. Um pedaço da colher estava lá, separado do restante. Foi como se o mundo congelasse. *Como assim?* Como eu poderia ter quebrado tão rapidamente algo tão especial? Não fazia sentido. Peguei os pedaços, ainda atordoada. Sem acreditar no que tinha acontecido.

Respirei fundo e desci correndo para a cozinha, em busca de uma solução. A Super Bonder® parecia a resposta óbvia. Colei os pedaços com cuidado, torcendo para que ficasse um bom acabamento. Mas algo em mim já sabia: eu não poderia dar uma colher remendada de presente para o Ator. Não seria justo. Não seria digno.

Foi então que uma voz interna, clara e incisiva, me fez uma convocação: *Renata, você precisa ir buscar outra colher.* Lembra daquele SMS mental? O download divino que eu recebi outras vezes? Esse parecia com mais um deles. Minha mente começou a organizar o plano antes mesmo de eu perceber. A colher era artesanal, única, e só poderia ser encontrada em João Pessoa, onde minha mãe havia comprado originalmente. Não havia outra escolha. Eu teria que ir até lá. Subi para o quarto, ainda segurando a colher remendada. Chamei minha mãe e perguntei:

— Mãe, onde você comprou esta colher? — ela me olhou confusa.

— Não lembro bem — respondeu —, foi em João Pessoa, perto do Hotel Tambaú, mas não sei o nome da loja.

Corri para o Google Maps, tentando rastrear o trajeto que ela poderia ter feito:

— Você virou nessa esquina? Foi aqui? — eu apontava, mas ela só balançava a cabeça, tentando lembrar. Não tive dúvidas: eu tinha que descobrir.

Sem contar para ninguém, comprei as passagens. Afinal de contas, eu estava recém-desempregada e com tempo. O preço até que estava bom, mas o voo saía de Viracopos, em Campinas. Peguei um hotel na mesma rua da suposta loja e me preparei para o que seria um bate-volta histórico. Eu não sabia se encontraria a loja, se a colher estaria disponível ou se a vendedora se lembraria de algo, mas sabia que precisava tentar. Naquele domingo, enquanto a colher se quebrava ao som de Lady Gaga, algo dentro de mim se rearranjava. Entre a surpresa, o desespero e a urgência de corrigir o problema, percebi: aquela jornada era mais do que uma busca por uma colher. Era a reafirmação de que, mesmo em meio às quedas, cacos e rachaduras, é possível juntar forças e reconstruir. Ou, no meu caso, embarcar em uma viagem improvável para encontrar inteiro algo que havia se quebrado.

Afinal de contas, aquela colher já havia feito tanto por mim, mais um milagre por meio dela não parecia impossível. Ou parecia?

CAPÍTULO 4

OS MILAGRES

A jornada pelos milagres começou como um improvável passeio para substituir uma colher quebrada. À primeira vista, isso pode até parecer um motivo banal para atravessar o país, mas esta história é um lembrete de que as sincronicidades da vida estão em cada detalhe, mesmo nos mais inesperados. No capítulo anterior, contei sobre a busca pela colher, uma performance ao som de Lady Gaga e o fatídico momento em que o objeto caiu e se partiu. Com isso, a decisão de viajar para João Pessoa foi tomada quase instantaneamente. Afinal, a colher era artesanal, única, e não podia ser substituída em qualquer lugar. Algo tão simples carregava um peso simbólico: um presente prometido, uma história por trás do objeto e uma ligação entre as circunstâncias da vida e um propósito maior.

Essa viagem, embora não planejada, revelou muito mais do que eu poderia imaginar. Com os pedaços da colher guardados e o dinheiro da minha rescisão em mãos, embarquei em uma jornada que começou em Campinas, com um voo até o Nordeste brasileiro. A decisão de não avisar minha mãe sobre o real motivo da minha viagem foi estratégica, mas também cheia de simbolismo. Essa era uma missão só minha e eu não queria a opinião de ninguém que pudesse interferir nisso.

Foi nesse cenário que a história começou a ganhar um tom diferente. Porque os milagres, como descobri, não são sempre grandiosos ou escancarados. Às vezes, eles acontecem em momentos simples, quando somos surpreendidos pela maneira como tudo parece se alinhar. Foi exatamente isso que aconteceu no meu primeiro dia em João Pessoa.

Antes de sair em busca da misteriosa loja de artesanato — que eu ainda não fazia a menor ideia de onde seria —, senti uma vontade quase irresistível de tomar um banho de mar. Não levei nada comigo além da roupa do corpo e uma regata para deixar sob uma pedra. Caminhei até encontrar um trecho tranquilo da praia, onde turistas e moradores dividiam o espaço com as ondas. Quando finalmente entrei na água, notei algo curioso. O mar, que até então estava agitado, de repente se tornou uma piscina. As ondas cessaram, e a água parecia um convite para um momento de purificação. Passei mais de uma hora ali, sentindo como se o mar estivesse me lavando de dentro para fora. A energia era palpável, e parecia que o universo estava preparando algo para mim.

Surpreendentemente, assim que o momento terminou e resolvi sair da água, as ondas voltaram com força. Uma delas me pegou de surpresa e, literalmente, me expulsou do mar. Era como se o próprio mar me dissesse: "Pronto, já deu. Agora volte àquilo que você veio fazer". Sorri sozinha. Ainda atônita com a experiência, saí da praia com um novo tipo de energia. Algo em mim havia mudado. O primeiro milagre não foi a colher, nem a loja onde ela estava. Foi o reconhecimento de que, às vezes, somos guiados, mesmo sem perceber, por forças maiores. Essa jornada pela colher ainda me levaria a outras descobertas, mas ali, naquela manhã, eu soube que estava no caminho certo. Milagres começam com passos pequenos e decisões que, por menores que pareçam, têm o poder de nos levar a lugares que nunca imaginamos.

De volta ao motivo que tinha me levado até lá, não sei exatamente se por alguma política pública ou medida de fomento ao comércio local, as lojas de artesanato em João Pessoa foram padronizadas, então não era como se eu pudesse me guiar por alguma descrição física de como era a tal loja onde minha mãe tinha comprado a colher. Por esse motivo, acabei entrando em uma que se destacava das demais. Estamos tão acostumados com um tipo de artesanato massificado que parece ter sido engolido por réplicas e produções em massa, que fiquei impressionada com o quanto aquela colher que eu carregava transpirava autenticidade. Assim que entrei, fui tomada por uma sensação de encantamento.

Era impossível ignorar a energia daquele lugar: uma combinação de beleza, cuidado e a força das mãos que criaram cada peça.

Ali, cada objeto parecia carregar uma história. Não era uma simples vitrine de mercadorias; era uma galeria viva de culturas e talentos. A dona da loja havia feito algo que parecia óbvio, mas que ninguém fazia com a mesma profundidade: parcerias diretas com os artistas locais. Em vez de comprar produtos em grande escala ou replicar padrões comerciais, ela acolhia o trabalho único de cada artesão e o colocava em destaque. Era um espaço onde as mãos por trás das criações eram valorizadas tanto quanto as peças em si.

Ao entrar, qualquer um era abraçado pela diversidade. Havia santos esculpidos em madeira, cada um com expressões e traços únicos; colheres que pareciam ter saído de histórias antigas, com texturas e formas que revelavam o cuidado no entalhe; e tecidos de algodão cujas cores e tramas contavam histórias da terra, da cultura e da tradição. Era impossível não me sentir atraída pela riqueza daquele universo.

Já na entrada, minha busca terminou, antes mesmo de começar. Lá estavam: colheres, garfos e facas, cada um era único, todos feitos de madeira de tucum, uma palmeira nativa do Brasil. Cada utensílio carregava as marcas do tronco e do trabalho minucioso dos artesãos da região dos Condes, próxima a João Pessoa. Nenhuma peça era igual a outra. O caráter artesanal transbordava em cada curva esculpida — dos risquinhos que lembravam os espinhos da árvore aos anéis suaves que adornavam a madeira mais clara. Expliquei minha missão à vendedora, que ouviu minha história com interesse e curiosidade. Falei do Ator e da promessa de levar a ele uma colher que fosse mais do que um presente, mas também um símbolo. Contei como minha mãe comprara uma colher semelhante, semanas antes, de uma mulher indígena. Havia uma conexão que eu precisava entender e honrar. Perguntei se a mulher sabia dela.

A vendedora me contou que ela não estava presente naquele dia, mas que ela poderia me ajudar. E foi o que ela fez ao passo que me contava sobre os artesãos da comunidade Airão — uma comunidade indígena da região. Eles dependiam da venda dessas peças para seu sustento e sua relação com a natureza era evidente na escolha dos materiais. Nada era desperdiçado. Os espinhos da palmeira tucum eram usados para fabricar pentes; o tronco, para utensílios de cozinha.

Quando escolhi a colher, não foi uma decisão apenas visual. Algo dentro de mim guiou minha escolha. Era uma madeira um pouco mais clara, com os anéis do tronco visíveis, uma espécie de assinatura da árvore que lhe deu origem. Era simples, mas perfeita. Antes de pagar, pedi para tirar uma foto com a vendedora, como se quisesse congelar aquele momento no tempo.

A conexão humana se estendeu além da loja. Ela me pediu para segui-la nas redes sociais, curiosa para saber o desfecho dessa jornada — se o Ator receberia o presente, se ele entenderia o significado por trás da madeira, da viagem e do meu propósito.

Com a colher na bagagem e uma história rica na memória, voltei para São Paulo. A missão parecia estar concluída, mas mal sabia eu que aquele era apenas o início. Porque, paralelamente à busca pela colher, algo maior estava acontecendo: um resgate de propósito, uma espécie de terapia silenciosa conduzida não por palavras, mas por gestos, intenções e milagres escondidos nas menores ações. Foi em João Pessoa que eu descobri que, às vezes, a jornada não é sobre o que buscamos, mas sobre quem nos tornamos ao longo do caminho. E essa não foi uma viagem fácil. Minha mãe mesmo, quando soube, não reagiu bem:

— Renata, chega dessa história! Ninguém mais quer saber dessa colher.

Eu ria por dentro. Sabia que parecia loucura, mas algo em mim dizia que essa jornada era necessária. E foi nesse mesmo dia, 11 de setembro, que meu telefone tocou. Do outro lado da linha estava a produção do SBT. Eles queriam contar minha história em uma matéria especial sobre como *The Chosen* mudava vidas, em preparação para a estreia da série na TV aberta. Eu havia escrito um depoimento meses antes, como parte de um processo voluntário, sem esperar nada em troca. Mas agora eles estavam interessados em me ouvir.

— Você pode gravar na quinta-feira? — perguntou a produtora.

— Quinta-feira à tarde funciona — respondi, sem revelar que estaria voltando de João Pessoa no mesmo dia, às sete da manhã.

A semana estava se desenrolando de forma imprevisível. Na terça-feira à noite, eu tinha embarcado rumo ao Nordeste. A colher era mais do que um presente; era um símbolo. Queria garantir que o Ator recebesse algo autêntico, com história e significado. No dia seguinte, às duas da tarde, enquanto ainda processava o retorno da viagem, a equipe do SBT chegava à minha casa. Onze pessoas, curiosamente o exato número de apóstolos de Jesus (sem um Judas), estavam ali para registrar meu relato sobre como a série havia me tirado da depressão. O nome da jornalista? Magdalena Bonfiglioli. Gravar aquela matéria foi uma experiência única. Contei como cenas marcantes, como a da mulher samaritana, tocaram meu coração e reacenderam minha fé. Durante as filmagens, senti uma gratidão imensa pelo que *The Chosen* significava para mim. Eles capturaram não apenas minhas palavras, mas também meu entusiasmo e a profundidade do impacto que a série teve na minha vida.

E como se uma viagem não fosse o suficiente, no dia seguinte, 15 de setembro, eu embarquei para o

Peru. Essa viagem, assim como tudo o que aconteceu naquela semana, foi fruto do inesperado. Depois de ser demitida no final de agosto, minha mãe, em um gesto de generosidade, quis me presentear com uma viagem, uma viagem para qualquer lugar do mundo. De pronto eu pensei no Peru, mas temendo que fosse caro busquei os preços do Uruguai primeiro, que, diga-se de passagem, estavam absurdos e decidi checar Machu Picchu. Quando vi as promoções de passagens para Lima, entendi que era um sinal. Não havia como recusar. Fechamos a viagem poucos dias depois de decidir e, sem hesitar, embarquei.

Hoje olho para essa sequência de eventos como algo orquestrado por uma força maior. Cada etapa — da colher em João Pessoa ao SBT em São Paulo e a contemplação dos Andes no Peru — parecia parte de um roteiro cuidadosamente desenhado. Afinal, poucas semanas antes eu estava à beira de um *burnout* e só pensava em trabalho. Às vezes, aquilo que parece uma loucura é, na verdade, o chamado para um propósito mais profundo. E naquele mês de setembro eu estava ouvindo atentamente.

No dia 14 de setembro, minha casa virou um set de filmagens. A equipe do SBT chegou, e o que antes era uma sala comum logo se transformou em um estúdio de televisão para que gravassem meu depoimento sobre como *The Chosen* mudou a minha vida. Meus pais também participaram, e a produção fez um trabalho incrível. A energia no ambiente era contagiante e eu sentia que algo especial estava acontecendo.

Já no dia seguinte, embarquei para o Peru. Antes disso, porém, tomei uma decisão que parecia pequena, mas era carregada de significado: levar comigo a colher que tanto simbolizava essa jornada. A colher não era apenas um objeto, era um portal para histórias. Eu queria que ela tivesse vivências, aventuras que a tornassem mais do que um presente. Entretanto, eu sentia algumas dúvidas. E se a colher fosse confiscada na imigração? E se quebrasse novamente? E, pior, e se tudo isso fosse apenas um devaneio bobo?

Assim, por segurança depois do incidente da colher quebrada ao som de Lady Gaga, decidi deixar em casa a que daria de presente para o Ator, mas levaria a minha no lugar. Minha mãe já estava farta dessa saga e de me ouvir falar nisso. No caminho para o aeroporto, quando mostrei a colher pela janela do carro, ela suspirou, dizendo que eu estava maluca. Eu ri, mas sabia que para ela tudo aquilo parecia sem sentido. Mal sabia ela que a colher estava apenas começando sua trajetória.

Cheguei a Lima no sábado pela manhã. Antes de seguir para Cusco, decidi explorar a cidade por alguns dias. A região ao redor do aeroporto era humilde, mas organizada. E a simplicidade do local era complementada por uma sinfonia caótica de buzinas; carros de todos os tipos e tamanhos disputavam espaço em um tráfego que parecia infinito. Um em particular me arrancou uma risada: vermelho por fora, rosa por dentro, com estofados extravagantes, enfeites nada discretos e um porco gigante decorando o painel. Tudo isso ao som de música *bien latina* tocando alto, como uma trilha sonora improvisada para o trânsito.

Eu estava sozinha no *transfer* para o hostel e, para minha sorte, o motorista era gentil e falante. Não hesitei em puxar conversa. Comecei com perguntas simples sobre Lima: seus costumes, tradições e, claro, as comidas típicas. Quando perguntei o que as pessoas costumavam comer no café da manhã, ele riu, surpreso. Disse que ninguém nunca havia lhe perguntado isso antes. Sua resposta foi uma aula sobre os sabores do Peru. Ele falou sobre quinoa batida, queijos, milho e manteiga — opções que variavam de acordo com a região do país. No caso dele, a quinoa era a favorita, um alimento simples e nutritivo que carregava traços da cultura andina.

Entre uma curva e outra, o motorista começou a compartilhar dicas preciosas para a minha estadia em Lima. A primeira era sobre as iguarias do Peru: em Lima, a escolha certa eram os frutos do mar e peixes, graças à proximidade com o Pacífico e à frescura dos ingredientes. Já o frango e outros pratos típicos seriam melhores em Cusco, onde os sabores eram mais autênticos. Foi então que ele mencionou o Punto Azul, recomendando-o como o melhor lugar para experimentar *ceviche* em Lima.

Disse que era acessível e, para minha sorte, ficava perto do meu hostel. Ele também sugeriu o Popular de Aquí y de Allá, um self-service famoso pela diversidade da comida peruana, acompanhado de uma vista deslumbrante do oceano Pacífico no shopping Larcomar. E, como se não bastasse, me apresentou ao Estrellita del Sur, um restaurante tradicional especializado em comida *arequipeña* — pouco conhecida entre os turistas, mas incrivelmente autêntica.

— Vale a pena o deslocamento — ele garantiu.

A conversa foi uma agradável introdução ao Peru. Entre as buzinas e as paisagens urbanas que passavam pela janela, eu já me sentia mais conectada ao país. As dicas de restaurantes e os pequenos detalhes sobre as preferências matinais dos peruanos foram um presente inesperado que me deixaram ansiosa para explorar os sabores e a cultura de Lima.

Cheguei ao hostel em Miraflores com um misto de susto e surpresa. Assim que desci do carro, passei pela entrada sem perceber, e um recepcionista veio ao meu encontro. Fiquei apreensiva, mas sua abordagem foi direta e profissional, chamando-me pelo nome e apresentando-se com uma plaquinha do hostel. Respirei aliviada e o segui para o check-in. Foi aí que veio a segunda surpresa: meu quarto, inicialmente reservado como um standard, recebeu a oferta de um baita upgrade sem qualquer custo. Decidi aceitar e, ao abrir a porta, a sensação foi de choque.

O que me aguardava não era um simples quarto, mas um apartamento completo de aproximadamente 50 m². Sala, cozinha equipada com fogão, geladeira e micro-ondas, um banheiro amplo e um quarto espaçoso. O único senão era o carpete, já que tenho alergia, mas isso foi resolvido com a janela aberta para ventilar o ambiente. Senti que aquele presente inesperado era um sinal de que essa viagem seria memorável. Ri sozinha e agradeci. Tudo indicava que aquele seria um dos melhores capítulos da minha vida.

Depois de me instalar, tomei um banho rápido e comecei a planejar o final de semana. Pelo aplicativo, encontrei e reservei um *free walking tour* pelo Barranco, um bairro encantador que uma amiga havia recomendado. Para o domingo, consegui um *tour* pago pelo centro histórico de Lima, que parecia ser o complemento perfeito. Com o planejamento feito, parti para a primeira experiência gastronômica no tão famoso Punto Azul.

O restaurante estava lotado, mas a espera valeu cada segundo. De entrada, um *maíz* gigantesco — um tipo de milho com o grão mais comprido —, crocante e levemente salgado, preparou meu paladar. O *ceviche* de salmão chegou em seguida, um prato generoso, fresco e perfeitamente temperado. Eu já sabia da fama gastronômica do Peru, mas o que experimentei ali superava qualquer expectativa. Na sobremesa, o *merengado de chirimoya* — uma fruta parecida com a atemoia — roubou a cena: leve, delicado e com uma textura que parecia um abraço doce. Me senti vivendo uma versão latina de *Comer, Rezar e Amar*, plenamente imersa e grata por aquele momento.

O clima parecia conspirar a meu favor. Lima, com sua fama de céu nublado, me presenteou com um azul vibrante e um sol caloroso. No Barranco, participei do *tour* em espanhol. Apesar de algumas dificuldades para entender partes das explicações, a experiência foi rica. Ao caminhar para a famosa Puente de los Suspiros, encontrei momentos encantadores: uma jovem posando para fotos de sua *quinceañera* e, inesperadamente, conheci Eber, um mexicano simpático com quem troquei Instagram. Seguimos viagem cada um para seu destino, mas aquele breve encontro reforçou a magia das conexões espontâneas que só viagens proporcionam.

Em Miraflores, o *tour* terminou com um pôr do sol digno de cinema. O céu limpo, tingido de laranja, parecia uma celebração à vida. Resolvi caminhar até o Larcomar, um shopping à beira-mar, e no caminho conversei com idosos em uma praça, observei jovens correndo pela orla e vi ensaios fotográficos acontecendo sob a luz dourada do entardecer. Antes de voltar ao hostel, parei numa farmácia para comprar remédio para o *soroche* — um distúrbio ocasionado pelo efeito da altitude nos humanos —, já me preparando para os efeitos da altitude em Cusco. Encerrando a noite, experimentei meu primeiro frango peruano em um restaurante aconchegante. O prato era delicioso, mas mais simples comparado ao *ceviche* do almoço. Com a alma leve e o coração aquecido, retornei ao meu apartamento no hostel. Naquele dia, senti que estava vivendo o melhor da viagem — e aquele era apenas o começo.

Quase todas as datas ou acontecimentos importantes da minha vida estão conectados ao número 17. Tenho até uma tatuagem na nuca para celebrar este que parece ser meu número da sorte. Assim, o dia seguinte, 17 de setembro, amanheceu com uma energia especial. Confiante no número que sempre teve um significado único para mim, quase como um amuleto silencioso, acordei otimista e pronta para explorar o centro histórico de Lima. Dessa vez, além de o *tour* ser feito em inglês, o que me animava pela facilidade de compreensão, o grupo seria pequeno, composto por um porto-riquenho, um indiano e eu, prometendo uma experiência mais íntima e personalizada.

Caminhamos pelas ruas coloniais, cercados pela arquitetura grandiosa, com o guia nos envolvendo em histórias e curiosidades da cidade. A dinâmica do grupo foi leve e agradável, mas o momento mais inesperado aconteceu quando um grupo de alunas da faculdade de Direito se aproximou, pedindo que eu desse uma entrevista. Queriam saber minha opinião sobre o centro de Lima. Foi uma surpresa, e aceitar contribuir me trouxe uma sensação de pertencimento. Conversamos, sorrimos, e no final ainda tiramos uma foto juntas.

Durante o passeio, também descobri a origem do nome da capital peruana e fiquei intrigada. O nome da cidade deriva de uma transformação linguística curiosa: os estrangeiros não conseguiam pronunciar *Rímac*, a palavra em quéchua para rio falante — uma referência ao som produzido pelas águas do principal rio da cidade ao correr entre as pedras. Para mim, a ideia de um rio falante ressoou profundamente, quase como se aquelas águas carregassem as histórias de séculos em suas margens. A expressão ficou martelando na minha mente, ecoando uma ideia de diálogo entre o presente e o passado, entre o humano e a natureza.

O *tour* seguiu pelo Museu do Convento de São Francisco, um lugar que carrega séculos de histórias. A biblioteca monumental me impressionou, mas foi a narrativa das catacumbas e a presença de figuras icônicas, como San Martín de Porres e Santa Rosa de Lima, que mais me impactaram. Saber que o Peru foi o primeiro país a canonizar um homem negro e uma mulher no Novo Mundo trouxe uma perspectiva sobre a cultura da época. Enquanto para alguns isso é apenas um marco histórico, para mim revela um contraste com outros contextos globais: naquele tempo, o reconhecimento dessas figuras já apontava para uma abertura que não era tão comum em outras regiões.

Com a mente cheia de reflexões, voltei ao hostel e decidi almoçar em um restaurante recomendado pelo motorista do *transfer*: o La Estrellita del Sur, uma *picantería* típica. Entrar ali foi como ser transportada para uma cozinha de Arequipa tradicional[1], com bandeirinhas coloridas penduradas, música ao vivo e mesas animadas com famílias peruanas, todas acompanhadas da inseparável Inca Kola[2]. Escolhi experimentar o *rocoto relleno*, um pimentão recheado com carne e temperos locais que trouxe um equilíbrio perfeito entre o ardor suave e o sabor intenso. Mas a verdadeira descoberta foi o *queso helado*, um sorvete cremoso feito com leite, canela e coco que derreteu delicadamente na boca. Era como saborear a essência do Peru em uma colherada.

Por um momento, percebi que era a única estrangeira no restaurante, algo que me trouxe uma satisfação peculiar. Estar ali, tão inserida na cultura local, sem distrações turísticas, me fazia sentir como uma exploradora que encontrou um pequeno tesouro escondido. Depois do almoço, decidi carregar o celular em um café próximo ao Parque Kennedy, onde observei o vai e vem das pessoas enquanto tomava um café com calma.

---

[1] Arequipa é a capital da era colonial da região de Arequipa, no Peru, conhecida por suas picanterías e culinária regional.
[2] A Inca Kola é um refrigerante peruano, amplamente reconhecido como um dos símbolos culturais do Peru.

A tarde seguiu com uma caminhada tranquila de volta ao Larcomar, onde o mar e o céu se encontravam no horizonte, criando um cenário que parecia celebrar a beleza do dia. Lima, com todas as suas nuances e histórias, já havia conquistado um lugar especial na minha memória — e era apenas o começo da jornada.

Era como se a colher fosse uma metáfora da minha própria jornada. Eu a carregava como um símbolo de histórias que desejava viver, mas também como um lembrete das experiências que ainda precisava processar e compreender. Não importava se a colher chegaria ao seu destino final com ou sem histórias. O que importava era como ela me ensinava a viver o presente e a valorizar cada passo da jornada. O Peru já estava começando a me transformar, e eu sentia que aquela viagem era mais do que um escape. Era um reencontro comigo mesma — e, claro, com a colher, minha companheira de aventuras.

Conforme meus pés caminhavam pelas ruas, comecei a pensar na viagem anterior que eu havia feito para Santiago. Ao contrário da experiência no Peru, aquela viagem havia sido cheia de frustrações. O que deveria ter sido rico em cultura e aprendizado, acabou marcada por festas e excessos, me privando de conhecer verdadeiramente o destino. Além disso, o desfecho daquela viagem simbolizava o encerramento de uma amizade de dezessete anos, um ponto final doloroso e inevitável. No Peru, contudo, eu estava sozinha e livre para ser eu mesma, explorar no meu ritmo, criar conexões genuínas com a cultura local.

Meus pensamentos vagavam pelo que poderia ter sido quando fui atraída pela luz e arquitetura da Paróquia de La Virgen Milagrosa, uma igreja que se destacava em meio à praça movimentada. Algo me puxou para dentro dela e assim que entrei fui surpreendida por sua beleza: mármore branco reluzente, flores vivas decorando os altares — rosas vermelhas e lírios brancos, flores que têm um significado especial na minha vida por causa de um sonho que minha mãe teve quando eu era criança. O altar era dominado pela figura da Virgem ao centro, com Jesus ao lado, algo único para mim, que sempre vira o oposto em igrejas ao redor do mundo. A ênfase no feminino como forma de conexão espiritual era uma novidade fascinante, especialmente após tudo o que tinha aprendido sobre a cultura peruana durante a viagem.

Lembrei-me do que havia aprendido no dia anterior com o guia turístico. No Peru, por causa da influência da Pachamama, a Mãe Terra, os espanhóis adaptaram a colonização. Ali, o feminino era reverenciado e integrado à fé católica. Até mesmo Jesus se adaptava: se era branco, olhava para o céu; se era indígena, olhava para a terra.

Fiquei vidrada no altar, sem conseguir tirar os olhos das flores. Sobretudo porque os lírios sempre tiveram um significado importante em minha vida. Isso porque, anos antes, quando eu ainda era criança, minha mãe teve um sonho em que eu me transformava em um lírio, uma flor que simboliza pureza e inocência. Já ouvi dizer que os lírios estão relacionados ao símbolo da Virgem Maria e que, em outras culturas, têm relação com a fertilidade, maternidade e transcendência espiritual. Então senti como se a igreja estivesse falando diretamente comigo.

Enquanto absorvia aquela beleza, o canto dos fiéis começou. A melodia ressoava como algo saído de um filme, poderosa, ecoando pelas paredes de mármore: *"El Señor es compasivo y misericordioso"*. O som parecia preencher cada vazio dentro de mim. Eu sentia meu coração se aquecer, e as lágrimas vieram antes que eu pudesse impedir. A colher que eu carregava na bolsa estava ali, como se fosse uma testemunha silenciosa daquele momento. Então, o padre entrou no altar e iniciou o sermão. Ele abriu a Bíblia e começou a falar de Mateus 18. O tema? Perdão.

— Se alguém te fez algo que te machucou, entregue a Deus, pois Ele vai tomar conta disso. Deixe o que te magoou para trás. Agora, você está em algo novo.

Cada palavra dele era como um bálsamo. O calor que eu sentia era mais que físico; era uma presença, uma força. Naquele instante, compreendi que o que eu carregava — as mágoas, os ressentimentos, as culpas — tudo precisava ser deixado ali. Enquanto o sermão continuava, percebi algo que só entenderia completamente meses depois. Mateus 18, o capítulo do perdão, era o centro de uma história que eu amava: *The Chosen*. Na série, esse mesmo trecho seria explorado em um episódio essencial do personagem Mateus, justamente na temporada que estava por vir.

Era como se tudo se conectasse naquele momento, como se aquele instante fosse uma ponte entre a fé que eu estava descobrindo e a jornada que estava vivendo. Saí da igreja leve, como se o peso que carregava há tanto tempo tivesse ficado para trás. Naquele dia, aprendi que às vezes o perdão é mais que um ato, é um milagre. E no centro disso tudo estavam os lírios, a Virgem Maria e a melodia que ainda ecoava no meu coração.

Quando entrei naquela igreja em Lima, eu carregava a colher em minha bolsa. Uma lembrança curiosa, uma espécie de homenagem pessoal que conectava algo maior. Aquela colher, ligada ao Ator, era um símbolo — mas eu ainda não sabia disso. Até aquele momento, ela era apenas isto: um objeto significativo, mas não transformador.

Foi dentro da Paróquia de La Virgen Milagrosa que as coisas mudaram. Durante o sermão do padre Antonio, Mateus 18 surgiu como o tema principal. O mesmo capítulo que abordava o perdão e a libertação. Coincidência? Não parecia. De todos os trechos da Bíblia, veio justamente aquele que ressoava mais forte no meu coração. Foi como se, outra vez, uma linha invisível puxasse cada nó que eu carregava dentro de mim. As mágoas de Santiago, uma amizade de dezessete anos que havia terminado, e todas as emoções não resolvidas pareciam desatar ali. Enquanto o calor ao meu redor crescia, eu aceitava aquela mensagem como um consolo divino. Era como se Deus dissesse: "deixa comigo. Eu vou cuidar disso. Perdoe para que você seja perdoada". Eu chorei, não de dor, mas de libertação.

Quando saí da igreja, havia música e dança. A salsa preenchia o ar com alegria, e, leve como nunca, me juntei ao movimento. A colher seguia na minha bolsa, mas agora já tinha outro significado. Ela não era apenas um símbolo de lembrança, mas um marco de transformação.

Dias depois, minha jornada continuava. Cusco me recebeu com sua magia, e Machu Picchu, o ápice de minha viagem, me aguardava. Mas as circunstâncias pareciam não cooperar. Setembro é uma época de chuvas no Peru e o clima prometia tempestades pontuais e neblina. Chegando a Machu Picchu Pueblo, eu soube que o meu ingresso seria especial. Em vez de um acesso único, eu teria dois dias divididos em períodos menores. Isso adiou minha visita para o dia 21 de setembro, uma data que começava a ganhar significado. Era o final do inverno, um período que refletia bem minha jornada emocional.

Na noite anterior à visita, comprei uma lhama de pelúcia. Era um presente para o Ator, mais um símbolo da viagem que marcava tanto minha história quanto a reconexão com algo maior. No entanto, na manhã de 21 de setembro, fiquei muito receosa. A neblina, comum nessa época, ameaçava encobrir o cenário icônico. Meu guia, Alex, chegou a me desencorajar, dizendo que havia grandes chances de o tempo estar fechado. Será que eu não veria o sol nascer entre as montanhas?

Antes de dormir, resolvi fazer uma oração. Pedi a Jesus, a Pachamama e a todos os guias espirituais que me guiavam para que me dessem um dia de sol, que me deixassem ver o sol nascer entre as montanhas. Estava diante de um desejo que carreguei por anos, um sonho silencioso que nunca confessei por completo, nem a mim mesma. Não sei ao certo o que me fez esperar tanto para realizá-lo, mas naquele momento nada mais importava. Eu estava ali, inteira, pronta, segurando com força a promessa de um novo amanhecer — uma promessa que vinha na forma inusitada de uma colher. Por isso, pedi com muito afinco. Falei com a mesma força que se reza um último pedido, com a urgência de quem espera por um milagre. Pedi que aquela colher trouxesse o sol, que afastasse as nuvens e abençoasse aquele dia com um céu limpo e claro. Eu precisava disso mais do que qualquer outra coisa, mais até do que precisava de mim mesma.

Ali estavam duas versões de mim: a Renata de hoje, com suas experiências, suas dores, seus aprendizados; e a Renata de 13 anos, a menina sonhadora que desejava, desesperadamente, que seus desejos mais profundos fossem atendidos. Eu sentia que aquela adolescente me acompanhava, como se estivesse ao meu lado, com os olhos brilhantes e o coração ansioso para poder acreditar em algo. Era ela que eu queria honrar. Ela que precisava ver que sonhos são possíveis, que o tempo não apaga aquilo que o coração verdadeiramente quer.

Despertei às quatro e pouco da manhã, ainda envolta por aquela mistura de euforia e cansaço que vem com noites de sono insuficiente. Meu corpo parecia funcionar no automático, ainda embalado pela intensidade da oração que havia feito antes de dormir. Mesmo aérea, minha mente estava fixada na ideia de que aquele dia seria especial. O frio da manhã não importava, nem mesmo o céu cinzento que me recebeu quando saí. Havia algo dentro de mim que me dizia para continuar, que o sol poderia esperar por mim. Levantei rápido, vesti a roupa que havia preparado na noite anterior e, claro, peguei minha fiel companheira: a colher. Ela estava segura na minha mão, uma presença familiar e reconfortante. Depois de organizar tudo, desci para o *desayuno*.

Comi apressada, quase sem perceber os sabores. Meu foco estava do lado de fora. Olhei pela janela e vi o céu cinzento. Aquele frio úmido típico da altitude estava ali, cortando o ar como uma lembrança de que não sou eu quem controla as condições ao meu redor. Senti um leve pesar, mas logo afastei o pensamento. Não, o dia ainda estava começando, e eu tinha fé. Ao sair para encontrar Alex, as nuvens pareciam ainda mais densas, quase sufocantes. O frio apertava, penetrando minhas roupas, me fazendo questionar se estava preparada para o que vinha a seguir. Mas mesmo assim havia um calor interno que me empurrava. No fundo, eu sabia que o sol que tanto esperava talvez não fosse aquele visível no céu. Talvez ele estivesse em outro lugar — dentro de mim ou em cada passo que eu estava prestes a dar.

Machu Picchu não era apenas uma cidade sagrada dos incas, era uma verdadeira faculdade, onde seus habitantes passavam meses realizando testes que desafiavam corpo, mente e espírito. Cada detalhe daquele lugar estava impregnado de simbolismo e propósito. A divisão das áreas refletia a hierarquia social; e o tempo, medido pelas fases da lua, regia cada aspecto da vida e dos rituais. Ali, o calendário inca não tinha doze meses como o nosso, mas treze, guiado pelas treze fases lunares que indicavam o momento certo para plantar, colher e celebrar Pachamama. À medida que Alex explicava como os incas observavam as montanhas e o céu para sincronizar suas atividades com a natureza, a minha visão do tempo como algo rígido começou a desmoronar. O tempo não era absoluto, mas um reflexo do que decidimos enxergar. Para os incas, era fluido, conectado aos ciclos da terra e ao ritmo do cosmos. Aquela sabedoria ancestral ecoava em algo que eu já havia sentido antes: o tempo, como o concebemos, é apenas uma ilusão, uma cortina de fumaça.

O céu, até então nublado, começou a se abrir, como se o próprio universo quisesse participar daquela conversa. Não consegui segurar as lágrimas. Apertei minha colher com as duas mãos e chorei de pura emoção. Aquele instante era um presente, não só da vida, mas do plano espiritual. Enquanto o sol despontava entre as montanhas, senti que Pachamama me abençoava e que Jesus sorria para mim. Era como se o universo inteiro dissesse que eu merecia aquilo. Nem preciso dizer que depois daquilo o restante do dia foi mágico. O céu permaneceu claro, sem nuvens, iluminando Machu Picchu com um azul tão intenso que contrastava lindamente com o verde vibrante da floresta ao redor. Cada detalhe do lugar parecia mais vivo, mais colorido, como se o universo estivesse celebrando comigo.

Era um dia de pura felicidade, daqueles que nos lembram do quanto somos capazes de sentir, viver e merecer. Eu nunca me senti tão conectada comigo mesma, com a natureza e com o divino. O sol não apenas iluminou o dia — ele iluminou minha alma. O sol apareceu tímido, mas suficiente para preencher o cenário com uma luz dourada que tocava cada pedra. Era como se a própria Pachamama me dissesse: "Você veio aqui para isso. E eu estou aqui".

Ali, de frente para aquele espetáculo, tive a confirmação de que os milagres não são grandes acontecimentos que mudam o curso da nossa história, mas os momentos sutis e profundos que mudam o curso de um coração. Da igreja dos lírios à grandiosidade de Machu Picchu, minha jornada era sobre fé, entrega e redenção.

Era sobre deixar ir o que pesa para receber o que realmente importa.

Passei horas no parque, muito além do tempo permitido. Depois da pandemia, a organização de Machu Picchu mudou bastante, de modo que cada visitante passou a ter um tempo limitado de visitação, evitando aglomerações. No entanto, ninguém me chamou para sair, e permaneci ali, absorvendo cada segundo. Em três minutos diante do nascer do sol senti como se tivesse amadurecido décadas. Era como se a vida tivesse me preparado para aquele momento, em que todas as dores e sonhos se conectaram. A força da terra, a beleza do céu limpo e a realização do meu maior desejo criaram em mim uma transformação profunda.

Era tudo surpreendente. Caminhando pelas ruínas de Machu Picchu eu me sentia envolvida em uma aura de milagre. Alex, meu guia, ficou intrigado quando me viu chorando. Ele achava que minhas lágrimas eram pela grandiosidade do lugar, mas era muito mais do que isso. Eu sabia que estava vivendo um milagre: o sol, contra todas as previsões, brilhava intensamente, respondendo à oração fervorosa que havia feito na noite anterior.

À medida que o *tour* pela cidade histórica terminava, tive a chance de ficar sozinha por um tempo. Foi então que algo dentro de mim pediu mais conexão, mais gratidão. Com a colher em uma mão, tirei meus calçados e me permiti sentir o chão com a pele nua. Era como se aquele toque direto com a terra me conectasse ainda mais à energia ancestral do lugar. Sentei-me em uma pedra, contemplando a paisagem que se abria à minha frente, e o silêncio ao redor parecia amplificar a presença espiritual que eu sentia no peito. Quando me ajoelhei para agradecer, encostei minha testa no chão em um gesto de profunda reverência, reconhecendo a bênção de estar ali. Falei diretamente com Pachamama, a Mãe Terra, e com o plano espiritual:

— Obrigada por este momento, por esta conexão e por esta realização.

Mesmo sozinha, eu não me sentia solitária. Pelo contrário, parecia estar em comunhão com cada pedra, planta e raio de sol ao meu redor. A colher que eu carregava comigo, que inicialmente me fazia sentir um pouco estranha, tinha se transformado em um elo com as pessoas. Os turistas curiosos me perguntavam se eu era cozinheira ou de onde vinha aquele objeto inusitado. Ela se tornou uma desculpa para conversas, sorrisos e fotos compartilhadas. Com a liberdade que tinha, refiz o percurso. Caminhei pela cidade histórica novamente, e depois pela cidade alta, absorvendo cada detalhe como se fosse a última vez que veria aquele lugar. Fiquei horas explorando, muito além do tempo que geralmente é permitido, mas ninguém me apressou.

Enquanto isso, algo profundo acontecia em meu interior. Eu sentia uma força feminina, vinda tanto de dentro de mim quanto do ambiente ao meu redor. Meu corpo respondia de formas que eu nunca havia experimentado antes. Menstruada naquele dia, eu percebia uma conexão intensa com meu útero, uma vitalidade diferente, como se o feminino em mim estivesse alinhado com a energia da terra. Então, em um momento de silêncio, senti algo que parecia vir diretamente do plano espiritual. Era como se uma voz dissesse: "Esta é a primeira vez que sua alma pisa aqui. Em nenhuma existência anterior você esteve neste lugar". A ideia de estar ali, pela primeira vez em todas as minhas existências, tornou a experiência ainda mais sagrada. Eu chorei de gratidão, agradecendo a Deus.

Aquele dia em Machu Picchu foi o melhor da minha vida. Mais do que o lugar ou a paisagem, a transformação interior que ocorreu ali me mudou profundamente. Senti que amadureci, que algo essencial em mim havia mudado para sempre. Quando finalmente deixei o parque, eu carregava mais do que memórias. Levava comigo uma certeza: de que milagres são reais e que a conexão entre o espírito humano e a terra é uma força poderosa e transformadora.

Depois de toda a emoção de Machu Picchu, com o coração ainda transbordando, decidi me permitir um momento de pausa. Sentei em um restaurante local, pedi uma sobremesa e saboreei aquela doçura como uma celebração da vida, do dia e de tudo que aquele lugar havia me proporcionado. As lágrimas vieram novamente, mas dessa vez eram de gratidão absoluta — a felicidade era tão grande que parecia que meu corpo não conseguia contê-la.

Registrei o momento em vídeo, não só para guardar na memória, mas também como forma de agradecimento. Gravei especialmente para o Ator, como uma homenagem pela criação do Mateus e pela cena da colher que tanto tinha me marcado, pensando em talvez integrá-lo como parte da caixa. Era como se eu quisesse dividir a magnitude do que estava vivendo com alguém que, mesmo de longe, fazia parte dessa jornada. Embora tenha perdido esse vídeo meses depois, o sentimento daquele instante permanece vivo em mim.

Peguei o ônibus de volta ao Pueblo. A leveza que eu sentia ainda era indescritível. Ao chegar, corri para o hotel, consciente de que o check-out já se aproximava. Por sorte, a baixa temporada e a gentileza do recepcionista me permitiram subir para organizar minhas coisas sem pressa. Tomei um banho rápido, joguei tudo na mochila e desci para a recepção e esperei tranquilamente por cerca de duas horas até ser o momento de seguir para a estação de trem. Pontualmente às catorze horas, a chuva chegou, como se encerrasse o ciclo do dia. Mas eu não me importei. Tinha sido abençoada com um céu limpo e ensolarado durante toda a minha jornada. O retorno a Cusco foi mais longo do que o esperado e problemas nos trilhos nos obrigaram a descer em Ollantaytambo e continuar de ônibus. Cheguei a Cusco por volta das vinte horas, e meu corpo pedia por descanso.

Com fome e exausta, entrei no primeiro café que encontrei, pedi uma sopa reconfortante e fui direto para o hotel. O dia seguinte prometia uma nova aventura — a *Montaña de Siete Colores*. A van chegaria às três da manhã, e eu precisava me preparar para mais um dia de sonhos realizados.

A Montanha de Sete Cores parecia um lugar de outro mundo. Se você nunca viu fotos, recomendo fortemente que dê um Google. É uma das obras mais impressionantes da natureza. As areias tingidas em camadas vibrantes refletem a força da terra, como se cada cor contasse uma história antiga. Ali, no sopé da montanha, meu guia de turismo anunciou que era hora de realizarmos um ritual de agradecimento à Pachamama, a Mãe Terra. Ele pediu licença para introduzir a prática e explicou que esse era um gesto de gratidão pelos bons ventos que haviam conduzido nossa viagem: tempo favorável, saúde e harmonia no grupo.

Para cada um, ele trouxe três folhas de coca, um pedaço de bolacha e uma balinha de coca. Cada elemento tinha um propósito, representando os três mundos da cosmologia inca: o Hanan Pacha, o mundo superior dos deuses, simbolizado pela águia; o Kay Pacha, o mundo terreno dos vivos, representado pela lhama; e o

Uku Pacha, o submundo, guardado pela serpente, que acolhe e protege o invisível.

Ao segurar os elementos do ritual em uma mão, percebi que minha outra mão apertava firme a colher que me acompanhara por toda a viagem. Quando nos afastamos para enterrar nossas oferendas, um sentimento me tomou por completo. Comecei a chorar como uma criança. Esse gesto não era apenas uma tradição cultural, era um ato profundamente pessoal, que ressoava com minha própria história de vida e de que eu só tinha me dado conta ali.

Quando nasci, meus pais, que eram de uma pequena cidade do Nordeste, haviam pedido para minha tia enterrar meu cordão umbilical na terra como agradecimento pela minha sobrevivência — uma tradição local. Minha mãe tinha perdido algumas gestações antes de mim, enfrentou dificuldade para engravidar novamente e, quando eu nasci, sentia que precisava agradecer mais profundamente. Trinta e um anos depois, eu estava no Peru, segurando aquela colher de pau indígena, repetindo um gesto semelhante ao enterrar elementos como forma de agradecimento. Era como se o ciclo da vida estivesse se fechando e eu estivesse reescrevendo minha história, curando minhas dores.

Resolvi usar a colher para me ajudar a cavar a terra, e enquanto fazia isso, senti algo extraordinário. Era como se meus sete chakras se abrissem simultaneamente, conectando-me ao céu e à terra. Naquela época, eu já compreendia o que eram os chakras por conta da prática diária de meditação, quando me concentrava nesses pontos de energia, tanto antes de dormir quanto ao despertar pela manhã. Ali na terra, uma força desceu pelo topo da minha cabeça e percorreu meu corpo, envolvendo-me em um fio de vida e propósito. Eu sentia a união entre minha essência divina e a vastidão do universo. Fiz meus três pedidos: amor, prosperidade e paz de espírito. A cada pedido, eu soprava as folhas três vezes, como ensinara o guia. Enterrei os elementos, e coloquei sobre eles três pedras, equilibradas uma sobre a outra, como um sinal para o vento levar minhas intenções ao cosmos.

Foi naquele dia que compreendi que a colher, com suas próprias rachaduras — agora preenchidas pela terra, areia e argila da montanha —, mais do que um objeto curioso que me acompanhava, representava o resgate de mim mesma, uma jornada que me tirava de um lugar de dor e me reconectava à vida. Antes, eu achava que tudo o que estava vivendo e procurando — as viagens, as experiências — era para o Ator, que habitava em mim, para criar histórias. Mas não era.

Essa era uma jornada sobre a Renata, sobre a mulher que se permitia renascer no primeiro dia da primavera, exatamente como a natureza ao seu redor. Ali, Pachamama me mostrou o que significa estar viva, plenamente viva. O ritual não era apenas uma tradição. Era um portal para meu próprio renascimento, uma ponte que me reconectava com meu passado, minha terra e minha essência.

Naquele momento, percebi que o milagre não estava na colher, na montanha ou no ritual. O milagre era eu, o meu amadurecimento.

CAPÍTULO 5

OS QUE AMADURECEM

Você já teve a experiência de, ao voltar de uma viagem, não conseguir fechar uma mala que na ida comportava tudo perfeitamente? Quando retornei do Peru, além de carregar comigo o peso das reflexões da viagem e o simbolismo da colher, sentia que muitas coisas dentro de mim haviam mudado. Fisicamente eu era a mesma, tinha a mesma altura, o mesmo peso, o mesmo cabelo e rosto, mas sentia que algumas peças não me cabiam e várias outras transbordavam de mim.

Foram tantas — e tão intensas — as transformações que vivi ali, que eu precisava de um momento para reorganizar minha mente e meu coração; assim, logo que surgiu o convite da minha amiga Vivian para passar um tempo em Florianópolis, não hesitei em aceitar. Era novembro, e embora eu ainda estivesse desempregada e com tantas incertezas pairando, achei que novos ares me fariam bem. Não demorou muito e logo eu já estava de malas prontas de novo. Com tudo mais ou menos organizado, eu precisava decidir se levaria ou não a colher.

Depois do Peru, eu já não sentia mais aquele constrangimento em carregá-la comigo para lugares inesperados, afinal, ela havia sido motivo de muitos encontros e amizades. Além disso, eu não queria que o Ator recebesse apenas uma colher, mas uma história contando tudo que vivi por meio dela. Então, enquanto eu fazia o checklist da mala, conferindo se estava levando tudo de que precisava, senti uma intuição muito forte que dizia para levá-la. Assim como no Peru, senti que ela tinha mais coisas para me ensinar. E não é que eu queira dar *spoilers*, mas estava certa!

Ao chegar, de imediato fui recebida de uma forma que já parecia um presente do universo. Vivian dissera que estava morando em uma casa humilde, o verdadeiro oposto do que encontrei. Ficaríamos hospedadas em uma casa imensa, com piscina, jardim e uma anfitriã encantadora, que era historiadora. O lugar tinha uma energia acolhedora, quase como se novamente o universo estivesse dizendo que eu merecia momentos assim.

No correr da minha estadia, percebi que havia feito bem em levar a colher. Vivian estaria trabalhando normalmente durante a viagem, então seria sempre bom ter comigo algo que fosse uma deixa para fazer amizades nos períodos em que minha amiga não estivesse disponível. E foi isso que fiz, marquei de fazer a Trilha da Oração, a fim de explorar mais a ilha e suas belezas naturais e, com todos os acessórios necessários, coloquei a colher na mochila. E não se engane achando que falo de uma colher discreta, viu? Percebi agora que, embora eu a tenha descrito, não cheguei a dizer o quanto ela era chamativa. Com 30 cm de comprimento, feita de madeira maciça e uma empunhadura de osso, além de atrair olhares ela ocupava um espaço considerável. Ainda assim, carregá-la tornava tudo mais leve.

Portanto, segui com a caminhada que nos levava a um parque estadual, conhecido por suas pedras imponentes e misteriosas que guardavam histórias de povos indígenas antigos. A trilha era tranquila, com vistas bem bonitas — de um lado o mar, com suas águas salgadas e purificadoras; do outro, a lagoa de água doce, trazendo a sensação de renovação. Essas pedras, enormes e perfeitamente posicionadas, intrigam pesquisadores há anos. Ninguém sabe ao certo como foram colocadas ali ou com que propósito, o que impressiona mesmo é elas apontarem para locais significativos ao redor do mundo, incluindo Machu Picchu.

Ao descobrir isso, senti que havia algo nessa viagem que se conectava com o Peru e com a jornada que eu tinha vivido ali. Era como se minha visita a Florianópolis estivesse destinada a reafirmar tudo o que havia aprendido: a sincronicidade do universo, o entrelaçamento dos ciclos e a importância de olhar para o passado para entender o presente. Com a colher em mãos, subi até o topo da trilha. Lá, entre as pedras e a vista deslumbrante da praia, senti que algo se encaixava. As pedras, que apontavam para direções específicas, pareciam um reflexo de como nossas vidas têm pontos de referência, mesmo que nem sempre os enxerguemos de imediato. Tudo fazia sentido.

Em meio àquele monumento antigo havia uma pedra especial, usada para rituais de limpeza energética. Ela possuía uma cavidade, quase como um berço, que parecia convidar para uma experiência meditativa. Enquanto a guia explicava a prática, algo dentro de mim sabia que aquele era o momento para um mergulho interior. Deitei-me na pedra, posicionando meus pés em direção ao mar e minha cabeça voltada para a lagoa.

Naquele instante, uma conexão simbólica se formou: o mar, com sua água salgada, representava a limpeza; a água doce, a purificação e o recomeço. Ao me entregar à meditação, senti a colher em minhas mãos, quase como um ponto de ancoragem. E foi então que lembrei de uma cena de *The Chosen* em que Jesus recita as bem-aventuranças. As palavras "vocês são o sal da terra" me tocaram profundamente. Pela primeira vez, compreendi o significado além da metáfora: o sal não só traz sabor, mas também preserva, purifica e cuida. Ele é essencial para a vida. Naquele momento, notei novamente que a colher, tão presente em minha jornada, era mais do que um simples objeto; era um instrumento para a cura espiritual que eu tanto precisava.

Enquanto a água corria pelo meu corpo, eu sentia como se cada poro, partícula e fio de cabelo estivessem conectados para o mesmo propósito. Na medida em que o peso que eu carregava nos ombros ia sendo levado pela água, uma percepção foi chegando com a leveza que me limpava, quase como uma onda que vem se formando devagar, de longe, e de repente cobre tudo. Foi assim, sentindo-me submersa, que me dei conta de que, para a numerologia, eu estava no meu ano pessoal de número 9, um ciclo de encerramento e transformação. O ano 9 costuma ser marcado por aprendizados profundos, limpezas emocionais e a conclusão de etapas importantes da vida. Ali, deitada naquela pedra, segurando a colher de pau que havia se tornado um símbolo tão forte para mim, tudo parecia um ritual intuitivo de fechamento. A energia do lugar, com sua beleza natural e ancestralidade, me envolvia como se dissesse que aquele era o momento de deixar ir, de reconhecer o que foi e abrir espaço para o novo.

Sob essa ótica, comecei a conectar os pontos da minha trajetória. Meu ano 1 havia sido em 2015, um ano de inícios dolorosos e de descobertas profundas. Foi o ano em que recebi o diagnóstico de câncer, o ano em que enfrentei a cirurgia e, paradoxalmente, o ano em que viajei para o castelo e senti pela primeira vez, com uma clareza quase divina, que havia algo maior cuidando de mim. Lembrei-me de olhar para as nuvens naquele ano e, mesmo no meio do caos, encontrar uma certeza inexplicável de que eu não estava sozinha. Em 2023, tudo parecia se fechar em um ciclo perfeito. A colher, que de certa forma me acompanhou como uma extensão de mim mesma, era um lembrete constante de que o poder de me apoiar e de me curar sempre esteve dentro de mim. E, deitada naquela pedra, eu não só reconheci isso como aceitei que estava pronta para seguir em frente, tendo o céu azul e as águas claras como testemunhas. E a colher, claro.

Saí daquela experiência do mesmo jeito que emergimos de um caldo no mar: surpresa, ávida por respirar e pronta para o próximo mergulho. Por isso no dia seguinte já havia outro passeio marcado: decidi explorar a Lagoa do Peri, uma joia de água doce cercada por trilhas e natureza exuberante. Fui acompanhada pela Marina, minha guia turística atenciosa, e outra visitante, uma mãe que dividiu sua jornada como cuidadora de um filho autista. Curiosamente, a história do filho dela se conectava um pouco com a minha história com a colher, inspirada pelo personagem Mateus em *The Chosen*, representado na série como autista.

A trilha estava repleta de lama por causa da chuva dos dias anteriores, mesmo assim seguimos adiante. Em uma das pausas, chegamos a uma pedra gigantesca às margens da lagoa, um local isolado e tranquilo. Marina explicou que ali em Florianópolis a nudez era tratada com naturalidade, especialmente em alguns lugares específicos. Apesar de não estarmos numa praia de nudismo, a atmosfera era tão respeitosa que as pessoas se sentiam livres para nadar sem roupa.

Hesitei. Enquanto uma das meninas pulava alegremente sem roupas, mergulhando na lagoa, fiquei ali, segurando minha colher e ponderando. Entrei na água de biquíni, ainda constrangida por questões que nem sempre verbalizamos, mas que nos prendem. Fora a vergonha do corpo, eu projetava no olhar dos outros as impressões cruéis que tinha de mim mesma, como se antecipando o julgamento dos outros eu fosse me proteger deles, de algum jeito.

A água estava morna e convidativa, e algo dentro de mim pediu por mais. Eu já tinha experimentado tantas coisas novas nos últimos tempos, por que não me permitir ainda mais? Tirei o biquíni, segurei a colher e mergulhei nua. Foi libertador de um jeito como eu nunca havia experimentado. A sensação da água tocando minha pele sem barreiras era de pura liberdade. Era como se cada gota dissolvesse inseguranças antigas, julgamentos sobre mim mesma, que eu nem sabia que carregava. Ali, naquela lagoa, compreendi a profundidade de aceitar o nosso corpo como ele é, sem nos preocuparmos com olhares ou julgamentos inexistentes. Não era sobre como eu aparentava por fora, mas sobre a relação que eu tinha comigo mesma. Naquele momento, a combinação de simplicidade e entrega me fez sentir plena — tomada por uma aceitação que há tempos eu não sentia.

Depois subimos até uma cachoeira próxima. A energia da água doce caindo era tão purificante quanto a da lagoa. Já de volta com o biquíni no corpo, por respeito aos moradores locais que encontramos no caminho, mergulhei novamente, ainda segurando minha colher. Na volta, remamos de caiaque sob um pôr do sol inesquecível. Ainda por causa da chuva, a lagoa estava quase deserta, um privilégio raro que nos permitiu absorver cada detalhe da paisagem: as cores refletindo na água, o som suave do remo cortando a superfície tranquila. Tudo parecia tão alinhado, tão pacífico! Mas o que me tocava mesmo não era a aventura ao ar livre ou a vista linda, era esse reencontro comigo mesma, com a apreciação do presente, a beleza da natureza e a liberdade que vem de dentro. E, de algum modo, a colher estava lá de novo, como testemunha e participante de cada momento significativo; mais do que um símbolo de conexão, ela me acompanhava como um amuleto para guiar minha jornada.

As felizes surpresas de Floripa não pararam por aí. Durante a viagem, enquanto eu caminhava pelas ruas mais comerciais da cidade, olhando despretensiosamente alguns vestidos, recebi uma mensagem da repórter que meses antes havia ido até minha casa para gravar meu depoimento: "Renata, preciso do seu nome, idade e profissão. A matéria vai ao ar quarta-feira".

Parecia mentira. Em setembro, quando tínhamos gravado tudo, ela havia sido franca e me disse que havia 99% de chance de a pauta seguir adiante. Aquele 1%, entretanto, pairava na minha mente como uma possibilidade. Não me permiti criar expectativas ou contar para os amigos, mas naquela hora, com a confirmação, o impacto foi imediato. Liguei para os meus pais, postei nos *stories* e compartilhei a notícia com todas as pessoas próximas. Foi incrível a sensação de contar algo tão grande e pessoal para tantas pessoas.

O dia da exibição chegou e, embora eu estivesse longe de casa, não me senti sozinha. Pelo contrário, estar em outro lugar fez com que eu percebesse um senso de independência novo. Ali, acompanhada por Vivian e pelos amigos recém-feitos, senti que a minha história valia a pena, e ela precisava ser contada. Eu não era a filha da Maria e do Jorge, aluna do colégio, ou amiga de Karina e Michelle. Era só a Renata, compartilhando algo extraordinário com o mundo. Pedimos pizza e nos reunimos para assistir à matéria, que, prevista para ser exibida às 22 horas, só foi ao ar uma hora da manhã devido ao atraso do programa. Até minha psicóloga ficou acordada!

— Renata, só você pra me fazer assistir ao Ratinho até de madrugada! — disse ela, rindo.

Quando a matéria começou, senti uma mistura de emoções. Fiquei feliz em ver que consegui ser sincera em meu depoimento, refletindo o que eu havia vivido nos meses anteriores. Contei como cheguei ao fundo do poço, mergulhada em depressão, e como a série me ajudou a despertar para encontrar força e fé em mim mesma. O impacto da exibição foi imediato. Meus pais mobilizaram parentes e amigos no sertão da Paraíba para assistir. Recebi mensagens e vídeos de pessoas que ficaram acordadas até tarde só para me ver. Era como se um pedaço de mim, antes tão escondido, tivesse encontrado espaço no mundo. Eu, que por tantos anos havia me sentido excluída e rejeitada, ao ver tantas pessoas acordadas na madrugada de um dia útil apenas para assistir a algo importante para mim, me senti profundamente querida.

Em contraste com aquela Renata de meses antes — a mulher que desejava morrer, que pedia uma doença como saída para o sofrimento —, percebi a profundidade da transformação. Não era apenas sobre superar a depressão. Era sobre encontrar um propósito, uma conexão com algo maior. A fé — sobre a qual outrora eu fora tão cética —, havia se tornado central na minha vida, guiando meus passos de forma inesperada e me levando a momentos que jamais poderia imaginar.

Mais uma vez, as coisas boas preparadas para mim não haviam acabado. Diante de uma montanha na Grande Curitiba, cercada por pessoas que eu mal conhecia, finalmente me dei conta dos frutos de uma semente que germinava já há algum tempo. Após algumas semanas em São Paulo, tendo voltado de Floripa, recebi outro convite de uma amiga. Dessa vez foi a Thaia, uma amiga que ama a natureza e que me convidou para passar a virada de ano com ela, em Curitiba, acampando.

A viagem tinha tudo para ser ruim porque nem só de boas surpresas é feita esta história. No dia anterior, a previsão do tempo anunciou uma superlua. Quando anoiteceu, inspirada pelo céu claro com a lua enorme brilhando, chamei a Thaia e minha mãe para assistirmos àquele espetáculo do céu. Andamos pouco, apenas buscando um lugar com uma vista melhor. Bastou que atravessássemos a rua para que o pior acontecesse. Um motoqueiro parou de repente ao nosso lado. Foi tudo muito rápido. Ele desceu da moto com uma arma em punho — que só mais tarde descobriríamos que era de brinquedo —, anunciando o assalto. Em segundos, ele tomou meu celular e o da Thaia. Minha mãe, que estava sem o dela, só conseguiu segurar meu braço enquanto eu tentava entender o que acabara de acontecer. Voltamos para casa em silêncio. Não só pelo susto, mas pela perspectiva da viagem que acabara de ser arruinada. A lua continuava lá, lindíssima, mas a magia da noite havia desaparecido. Thaia, igualmente abalada, parecia compartilhar o mesmo pensamento.

Nesse momento, meus pais mostraram uma compreensão e gentileza imensa que eu não esperava. Meu pai, ao ouvir o que aconteceu, foi firme, dizendo que o importante era que estávamos vivas e não podíamos deixar de viver por culpa de uma adversidade. Com a mesma tranquilidade, ele me entregou um cartão de crédito, compartilhou a senha e disse que comprássemos o que fosse preciso. Minha mãe, sendo bastante prática, nos deu o celular dela para viajar. A postura deles transformou completamente o clima. Mesmo com o aperto no peito, após tanta generosidade não poderíamos deixar de ir.

Assim fizemos e na manhã seguinte pegamos o ônibus para Curitiba. A estrada era belíssima, com trechos que pareciam saídos de um conto de fadas. O verde das árvores, o céu azul e os campos extensos criavam uma paisagem que, de alguma forma, ajudava a aliviar o peso do que havia acontecido. Não tínhamos mais os celulares que quase faziam parte de nós, de modo que só conseguíamos usar o básico: acessar contas bancárias, fazer ligações e, quem sabe, tirar algumas fotos. E foi uma experiência transformadora. Sem redes sociais, sem distrações, a viagem acabou ganhando outro significado. Percebi que, às vezes, a vida nos força a desacelerar. A lua, o assalto, o apoio dos meus pais e a paisagem do caminho me mostraram isso.

Em Curitiba, iríamos acampar em uma montanha. Ao todo, éramos um grupo de oito: eu, minha amiga Thaia, Vanessa (amiga dela), um casal de guias com o filho Benjamin, Jonatas, e uma senhora que também se juntou ao grupo. Benjamin era um menino de 9 anos com olhos curiosos e uma energia cativante. Jonatas, com cerca de 35 anos, tinha um entusiasmo quase infantil ao ouvir histórias, algo que me surpreendeu desde o início. Subimos a montanha juntos, enfrentando a garoa e o vento que nos forçaram a ficar dentro das barracas. Nosso plano de comemorar o Ano-Novo sob o céu estrelado deu lugar a uma noite de conversas íntimas ao redor do jantar preparado pelos guias.

Foi a virada de ano mais tranquila da minha vida. Sem fogos de artifício, sem barulho, apenas o som do vento nas árvores e risadas abafadas pela barraca. Naquele sentimento de calma e acolhimento, pedi para contar a história da colher; a Thaia, já acostumada com minha longa narrativa, brincou que ia dormir, já tendo ouvido a história várias vezes. Sendo justa com ela, eu levava pelo menos três horas para contar até a chegada de Machu Picchu — por isso veio a vontade de escrever este livro. Naquela noite, consegui resumir um pouco, encurtando duas horas da história. Jonatas e Benjamin, contudo, estavam atentos, especialmente o menino. Conforme eu contava, falando da jornada que me levou ao Peru e como a colher se tornou um amuleto em minha vida, Benjamin ficou imóvel. Ele escutava com uma concentração que deixou todo mundo, inclusive seus pais, sem palavras. Uma criança de 9 anos ficar assim, sem desviar o olhar ou interromper, era um feito e tanto.

Quando terminei, o silêncio na barraca durou alguns segundos. Jonatas o quebrou, dizendo que eu devia transformá-la em livro, sem saber, é claro, que essa ideia já sondava minha mente. Mais do que isso, ele achava que toda essa jornada poderia ser uma trilogia. Eu ri. Até então, minha psicóloga também havia sugerido que eu escrevesse um livro, mas eu não levava a sério. Achava que minha história era só isso: minha. Mas ali, vendo o brilho nos olhos de Benjamin e o entusiasmo de Jonatas, percebi que era mais do que isso. A história não era apenas minha; ela podia inspirar outros, podia ressoar com pessoas que eu ainda nem conhecia. Embalada pelo vento que soprava o tecido fino da barraca e pelas nuvens que envolviam a montanha, algo se solidificou em mim: minha jornada merecia ser contada.

    O dia seguinte amanheceu úmido e cinzento, mas cheio de expectativa. Era hora de atacar o cume, essa expressão tão cheia de energia descreve o momento em que subimos da base do acampamento até o ponto mais alto da montanha, buscando a melhor vista. A promessa, no entanto, era incerta: o céu continuava nublado, e a chuva fina dava poucas esperanças de um horizonte claro. Mesmo assim, decidimos tentar.

    Fui com a Thaia, o Jonatas e um dos guias. O restante do grupo escolheu ficar. Para eles, a subida não valia o esforço sem garantia de paisagem. Mas, para nós, a jornada em si já era motivo suficiente. O caminho até o cume parecia tirado de um cenário de filme. A névoa se espalhava pelas árvores, criando uma atmosfera entre *Crepúsculo* e um conto de fadas. O chão estava coberto de folhas úmidas e flores roxas, tão delicadas que pareciam ter sido pintadas ali por algum espírito da floresta. As árvores altas, com galhos entrelaçados, filtravam a luz de forma quase sobrenatural. A cada passo, o ambiente me acolhia, como se soubesse que eu precisava estar ali.

Quando finalmente alcançamos o cume, a vista era exatamente o que esperávamos: nada. Um cobertor de nuvens espessas escondia quase tudo. Não havia horizonte, não havia paisagem. Mas, surpreendentemente, isso não importava. O ar fresco, a companhia da Thaia e do Jonatas, além da sensação de ter vencido a subida já bastavam. Na descida, a magia do momento permaneceu comigo. Foi então que algo começou a clarear dentro de mim. Enquanto sentia a textura úmida das folhas sob meus pés, as palavras de Jonatas e a atenção de Benjamin ecoavam na minha mente, fazendo um novo sonho brotando em mim, ganhando forma. Tomada pela clareza que só o ar gelado e cortante pode nos dar, fui conectando cada pedaço da minha história, reunindo peças que antes eu não enxergara com tanta nitidez.

Depois de descer da montanha e desmontar o acampamento, voltamos para Curitiba. Naquela noite, Jonatas, que era local, nos levou para jantar e conhecer um pouco da cidade. Foi uma noite leve, cheia de risadas e descontração. Comemos em um barzinho e, pela primeira vez em dias, a chuva deu uma trégua. Mais tarde, quando voltei para o lugar onde estávamos hospedados, algo me chamou para um momento de introspecção. Coloquei uma música de orquestra — dessas que parecem deixar a gente mais conectada com nosso interior — e comecei a meditar.

Ali eu tive uma visão. Por trás dos meus olhos, vi uma árvore gigante, um carvalho com galhos robustos, que se estendiam como braços acolhedores. Ela parecia viva de uma forma extraordinária, rodeada por uma luz verde intensa, vibrante, exatamente como a cor do chakra cardíaco. Era como se aquela árvore fosse o meu coração, pulsando com força e vida no meio daquela montanha imaginária.

Mais surpreendente foi quando percebi que, segurando uma colher — símbolo de tantas histórias e significados para mim —, eu estava subindo em direção ao topo dessa árvore. Quando alcancei o cume, quem estava lá para me ajudar não era ninguém além de mim mesma. Era eu, estendendo a mão para mim. A mensagem era clara e poderosa: eu era minha própria guia, minha própria força, meu próprio apoio. A colher, a montanha, a árvore... Tudo isso convergia para um momento de autocompreensão. Naquela noite, não só meditei, mas despertei. E, ao abrir os olhos, uma certeza silenciosa flutuava em minha mente: eu vou contar essa história.

Na manhã seguinte, partimos rumo ao Buraco do Padre, um parque no interior de Curitiba. Alugamos um carro e seguimos pela estrada, atravessando paisagens que pareciam ter sido cuidadosamente desenhadas pela natureza. O lugar era conhecido por sua beleza única, com cachoeiras que se escondiam em uma espécie de anfiteatro natural, cercado por pedras que fechavam o topo. Apenas um pequeno buraco no alto deixava o céu azul entrar num feixe de luz. Chegar ali já era uma experiência em si. As trilhas eram bem cuidadas, e o som da água corrente nos acompanhava o tempo todo, anunciando a cachoeira antes mesmo de a enxergarmos. Assim que nos aproximamos, pude ver as paredes de pedra que envolviam tudo.

Nosso objetivo era ir até o fundo, onde se podia ver a queda d'água em todo o seu esplendor, tanto de cima quanto de dentro da caverna. Mas antes disso, paramos em uma pequena cachoeira no caminho. Aquele lugar me chamou a atenção. Enquanto as meninas nadavam, senti a necessidade de um momento comigo mesma. Tirei os sapatos, coloquei os pés na água gelada e, com a colher de pau guardada na mochila, fechei os olhos e deixei a correnteza me conectar ao lugar.

Foi ali que outra visão me encontrou. Na minha mente, o Mateus — um personagem que simbolizava muito para mim — se aproximava. Ele me dava um abraço apertado e dizia:

— Vai ficar tudo bem. As coisas já deram certo para você.

Mesmo nessa visão, eu hesitei, perguntando:

— Você tem certeza?

Ao que ele sorria:

— Tenho. Olha quem está aqui para te ver.

Quando virei para olhar, lá estava o Ator que o interpretava. Ele vestia um paletó e calça na mesma cor que eu havia escolhido para a caixa que lhe presentearia. Ele também me abraçou e repetiu a mesma mensagem:

— Vai ficar tudo bem.

Senti aquilo como uma bênção. Não apenas do personagem, mas de algo maior. Como se a vida estivesse me dizendo que, apesar de todas as incertezas e dificuldades, havia um caminho.

Quando terminei a meditação, seguimos para o fundo da caverna. Ao entrar, fui tomada por uma sensação estranha. Aquele lugar, com suas pedras frias, escuridão e um único feixe de luz vindo do buraco no alto me trouxe uma memória antiga, infantil. Parecia uma cena de *A Pequena Sereia*, como o esconderijo onde Ariel guardava suas preciosidades. Para mim, aquilo era mais profundo. Era a personificação da minha depressão.

Tudo fazia sentido. As paredes escuras e frias representavam os momentos em que me sentia enclausurada. A água que batia sem cessar era a tristeza que parecia constante. Ao olhar para o feixe de luz, percebi algo transformador: o céu azul sempre esteve lá. Sempre existiu. Eu só não conseguia vê-lo. De repente, as pedras ao redor começaram a se assemelhar a degraus. Mais importante, na visão que se formava em minha mente eu estava subindo. Quem me ajudava no trajeto era o Mateus, me entregando a colher que simbolizava tanto.

Mas, no topo, quem me esperava, segurando a colher, era eu mesma.

Assim como a percepção sobre o encerramento de ciclos que tive no encontro de águas ou a visão sobre a árvore em que enxerguei minha força, minha depressão nunca foi sobre a ausência de luz ou de algo belo. E sim sobre minha incapacidade de enxergar o que sempre esteve ali.

Inspirada pela natureza, me dei conta de que as nuvens podem até cobrir uma montanha, mas a paisagem permanece imóvel, sem desaparecer, estando apenas fora do alcance da nossa visão naquele momento. Machu Picchu havia me transformado, claro. Mas foi no Sul do Brasil, atravessada pela Trilha da Oração e pelo Buraco do Padre, que percebi que um ciclo lindo e dolorido estava chegando ao fim. E eu não poderia estar mais ansiosa para os novos começos que me aguardavam.

CAPÍTULO 6

TODO FIM É UM COMEÇO

Se você já voou de avião alguma vez na vida, deve ter percebido como lá de cima a perspectiva muda radicalmente. Muito do que é grande e imponente em terra firme pode ser insignificante a muitos pés de altura. Ao mesmo tempo, várias coisas que não percebemos aqui de baixo podem ser vistas apenas com uma mudança de planos.

Se você for como eu, um pouco fã de canais como National Geographic ou Discovery Channel, decerto já ouviu falar sobre as linhas de Nazca e sabe exatamente do que estou falando. Para quem não conhece, recomendo fortemente a pesquisa. Trata-se de um dos maiores mistérios arqueológicos do mundo.

Localizado no deserto de Nazca,[3] no sul do Peru, o conjunto de enormes geoglifos — desenhos gigantes

---

[3] NATIONALGEOGRAPHIC.NascaLines.Disponívelem:https://www.nationalgeographic.com/history/article/nasca-lines. Acesso em: 21 abr. 2025.

traçados no solo árido — datam de cerca de 500 a.C. a 500 d.C. e foram criados pela civilização de mesmo nome. Incluem formas geométricas, linhas retas e espirais, além de formas naturalistas, como animais, plantas e figuras humanas, e só podem ser apreciadas em sua totalidade a partir de uma visão aérea, gerando curiosidade sobre como foram feitas sem tecnologias modernas de mapeamento. No mesmo sentido, quando recapitulo toda minha história, percebo que só agora, tomando certa distância dos acontecimentos, é que consigo entender a grandiosidade de tudo o que me aconteceu.

No decorrer de tudo que eu vivi, foi inevitável perceber a maneira como cada momento, por mais difícil ou desafiador, me levava ao mesmo lugar: o autoconhecimento. Quando comecei essa jornada, acreditava que a colher era sobre o Ator, sobre criar memórias que, um dia, ao entregá-la, fariam daquele objeto mais do que uma simples peça de madeira. Eu queria que ela carregasse histórias, significado e, de certa forma, partes minhas. No fundo, eu ainda estava buscando algo fora de mim mesma — uma validação, talvez, ou a ideia de que aquela busca tinha a ver com outra pessoa.

Foi no Peru, diante do que chamo de terceiro milagre, que a verdade se revelou de forma clara. Naquele ritual, cavando e enterrando com auxílio da colher como parte de um ciclo simbólico, senti a presença de algo maior, quase tangível, que me dizia que aquilo era sobre mim. Sobre o que eu precisava aprender, sobre o que precisava curar, e, sobretudo, sobre a minha relação com o meu feminino. Essa constatação veio da minha psicóloga logo quando voltei de Curitiba. Além de insistir para que eu organizasse toda essa história em um livro, ela enxergou, por meio do meu relato, algo que eu ainda não havia compreendido por completo: que todo esse processo era a cura do meu feminino. Foi como se cada passo que dei — das montanhas peruanas às águas catarinenses, dos altos e baixos emocionais — estivesse me guiando de volta para mim mesma. Mas essa jornada não começou ali. Em maio, meses antes de tudo isso, participei de uma constelação familiar que foi um marco importante. Naquela época, eu estava mergulhada na depressão. Nada fazia sentido, e eu me sentia completamente perdida. Foi nessa sessão que uma conexão ancestral se acendeu.

Durante a constelação, surgiram todas as mulheres da minha família, mas duas figuras se destacaram: minha avó materna e minha bisavó paterna. A imagem delas foi poderosa, como se elas estivessem ali para me abençoar, para dizer que eu podia seguir em frente. A revelação mais impactante, porém, veio quando descobri algo que minha mãe nunca havia compartilhado. Ela teve quatro abortos antes de mim; dessa parte eu sempre soube, mas, durante a constelação, aprendi algo novo — eu, na verdade, era o sexto bebê. Antes de mim, minha mãe havia perdido gêmeas.

Transformada, entendi que cada um dos meus cinco irmãos que não vieram ao mundo tinham, de alguma forma, abdicado de suas vidas para que eu pudesse estar aqui. A sessão me trouxe a mensagem de que a minha existência não era um acaso. Eu precisava honrar a vida que me foi dada, não apenas vivê-la, mas vivê-la com plenitude. O simbolismo da minha avó materna e da minha bisavó paterna também foi muito forte. Minha avó, uma mulher sábia, sempre foi uma referência. E minha bisavó, com sua origem indígena, trouxe a força ancestral que parecia sussurrar ao meu coração que eu tinha permissão para ir adiante. Que eu tinha a bênção delas para viver, para ser, para florescer.

Naquele momento, algo mudou em mim. O peso que eu carregava começou a se dissipar, e a ideia de que coisas boas poderiam acontecer ganhou espaço. Não só poderiam, mas eu tinha o direito de recebê-las. Essa constelação foi a semente de tudo o que viria depois, um despertar que me guiou pelos meses seguintes, até que eu pudesse, finalmente, resgatar o meu feminino e começar a contar esta história.

Então ali, de joelhos e em contato com algo naquela terra antiga, que entendi que o ato de cavar não era meramente simbólico. Eu estava desenterrando tudo o que precisava ser olhado — as dores, os padrões, as expectativas — para depois poder enterrar aquilo que já não me servia. O gesto de enterrar, compreendi, pede primeiro que você tire da terra, a desorganize, para então depositar uma semente boa ou um galho ruim, porque para ela isso não importa, pois a terra é capaz de transformar tudo. Por isso, aquela sensação que tive de conexão com meu útero, sentindo uma sensação nova, que não era cólica ou desconforto, fez com que a relação com minha mãe também ganhasse uma nova perspectiva. Senti, com muita clareza, que o feminino que carregamos não é apenas o que vivemos, mas também o que herdamos, as histórias não ditas, as forças que silenciam e os afetos que ecoam. Ao constelar essas memórias, percebi que parte do meu processo de cura era reconhecer as histórias que pertenciam às minhas ancestrais, honrá-las, mas também deixá-las partir. Não precisava mais carregar um peso que não era meu.

Foi um processo libertador. Naquele momento, entendi que a colher, assim como em tantos outros momentos, ganhava mais um novo significado. Se antes eu a via como um elo externo, percebia então que ela era, na verdade, um espelho. Ela havia se tornado um amuleto, sim, mas também uma metáfora para meu próprio crescimento, para o aprendizado de que eu era a única responsável por me sustentar, por me dar as respostas e pelo que eu escolhia carregar ou deixar ir. Aquela rachadura, agora manchada pela terra do Peru, era um reflexo direto de como aquela viagem havia curado minhas cicatrizes, remendado o que em outros tempos eu teria pensado que deveria ser jogado fora por estar quebrado.

A colher até começou como um símbolo de algo fora de mim, mas agora, ao segurá-la, sinto que ela é um lembrete do meu próprio poder, da minha conexão com minha essência. Ela já não é sobre ele, ou qualquer outra pessoa. Ela é sobre mim. Essa jornada toda nunca foi sobre o Ator. Ele foi apenas um estalo, o que me impulsionou a caminhar em direção a algo muito maior e mais profundo: eu mesma. A colher, com todo o simbolismo que ela carregava, foi o instrumento que me levou a encarar os pontos fundamentais da minha jornada, a conectar os pontos de uma narrativa que começou muito antes de 2023. Escrever este livro é parte dessa cura. É sobre honrar não só minha própria jornada, mas a história de todas as mulheres que vieram antes de mim e que, de alguma forma, vivem em mim.

Por isso, só quando comecei a conectar os acontecimentos para escrever que percebi a importância de cada etapa. A numerologia, que me intrigava desde a cirurgia do câncer e me oferecia uma perspectiva interessante sobre os ciclos da vida, me fez perceber que 2023 era o meu ano pessoal de número 9. Um ciclo de encerramento, em que tudo aquilo que precisava ser limpo, curado ou finalizado se tornava evidente. Como eu disse, meu ano 1 havia sido em 2015, e não era coincidência que aquele havia sido o ano do meu câncer. Em 2015, eu estava perdida de mim mesma. Estava doente física e espiritualmente, confrontando a fragilidade da vida e o sentido de tudo. Naquela época, espiritualidade não era algo que fazia parte do meu vocabulário. Eu não acreditava em Deus, nem em algo maior, e me sentia profundamente desconectada de qualquer coisa que pudesse oferecer um sentido.

Os anos seguintes, no entanto, começaram a me guiar de volta a essa conexão. Em 2017, em Portugal, tive uma experiência espiritual poderosa em Fátima. Senti algo que não sabia explicar — uma presença, uma certeza de que havia algo além do que eu podia ver ou compreender. Foi como uma fagulha rápida. Um fio passageiro que me tocou, mas que não pude segurar. Ainda assim, pouco a pouco fui experimentando o que significava espiritualidade, buscando caminhos.

Cheguei a frequentar uma igreja da Congregação Cristã, influenciada por alguém que conheci, mas logo percebi que aquilo não era para mim. Enfrentei dificuldade em aceitar as regras rígidas, sentindo que os dogmas pregados ali não conversavam com o que eu estava começando a construir dentro de mim. E foi justamente esse contraste que me fez entender a diferença entre religião e espiritualidade. A primeira exige obediência, uma moldura fixa em que você precisa se fazer caber. A segunda é um relacionamento íntimo, construído na abertura, na escuta, e na permissão para que algo maior tome forma dentro de você. É móvel, flui segundo o corpo, a natureza, os lugares.

Essa jornada de busca e experimentação foi essencial. Cada experiência, mesmo as que não ressoaram completamente comigo, ajudaram a lapidar a minha verdade. Assim como a colher, que inicialmente parecia uma missão voltada ao outro, tudo isso foi, na verdade, sobre mim. Era a minha busca, meu processo de autodescoberta, e a vida encontrou meios de acelerar esse percurso — mesmo que, na época, eu não entendesse.

No Peru, enquanto enterrava a colher durante um ritual, tive um momento de clareza. Eu estava participando de um ato simbólico que, de certa forma, se conectava à minha própria história de nascimento. Como já contei, no Nordeste, onde minha família tem raízes, existe uma tradição de enterrar o cordão umbilical de um bebê que sobrevive aos primeiros dias de vida. É um ato de agradecimento à terra, um reconhecimento da força da vida que vingou. E ali estava eu, 31 anos depois, repetindo esse gesto de conexão e gratidão, mas desta vez pelo renascimento que, de muitas formas, vinha experimentando. Cavei a terra com a colher como quem enterra as expectativas que não são mais suas, as dores que já cumpriram seu papel, os ciclos que precisam de um fim. Era a minha forma de agradecer à terra, de agradecer tudo que ela havia me dado e afirmar que eu estava pronta para seguir adiante.

Esta foi a grande lição: perceber que os caminhos que a vida cria, seja por meio de uma colher, de uma missão ou até mesmo de um ator, são apenas isso — caminhos. Eles nos levam para onde precisamos chegar, mas o destino final somos nós quem decidimos. Pensei na história do meu cordão umbilical. Minha tia, anos antes, havia levado o cordão de São Paulo para o sertão da Paraíba, onde o enterrou ao pé de uma árvore como forma de gratidão pela minha vida. Esse ato simples, mas cheio de significado, parecia ecoar não só na experiência em Machu Picchu, mas nos milagres que vivi no Sul do Brasil também.

Comecei a ligar os pontos. Pensei em uma árvore que tinha visto em Londres, plantada pela rainha Vitória — um carvalho majestoso que me impressionou profundamente pela sua grandiosidade e beleza. Essa árvore se tornou uma imagem recorrente em minhas meditações. Quando estive em Curitiba, em um momento de introspecção, essa mesma árvore veio à minha mente como um símbolo de conexão, de raízes profundas e de força que atravessa gerações. Era como se todas essas experiências, aparentemente desconexas, estivessem interligadas por um fio invisível que só agora eu conseguia enxergar com clareza. Nove anos depois do meu primeiro ano de transformação, finalmente compreendi o significado desses momentos e como eles se entrelaçavam.

Meses antes de começar a escrever esta história, comecei a organizar algumas memórias — minhas e da colher — em um documento. Também reuni fotos, datas e detalhes importantes que não queria deixar de contar. Ao compartilhar a história com amigos e pessoas próximas, me aprofundei em estudar algo com que não tinha muita familiaridade: meu mapa astrocartográfico. Um tipo de cálculo astrológico que é disposto sobre um mapa-múndi e nos indica lugares do mundo que podem ter relevância para áreas específicas de nossa vida. Ao gerar o meu em um site gratuito qualquer, fui surpreendida. Mesmo sem ter grandes conhecimentos sobre o que significam as linhas que passam pelo mapa, havia linhas muito claras passando por João Pessoa, Florianópolis, Curitiba, Londres, Peru e Chile! A linha que corria o Peru, de Quíron, era inclusive a mesma que atravessava o Chile.

Na mitologia grega, Quíron[4] é um centauro conhecido por sua sabedoria, bondade e habilidades como curandeiro, professor e oráculo. Diferente da maioria dos centauros, frequentemente associados à violência e ao caos, Quíron era gentil e civilizado. Filho do titã Cronos e da ninfa Filira, foi adotado por Apolo, deus da luz, da música e da medicina, que lhe ensinou artes de cura, música, filosofia e astronomia. Ele se tornou mentor de vários heróis gregos, como Aquiles, Hércules e Asclépio. Seu destino foi marcado por um ferimento acidental causado por Hércules, que o atingiu com uma flecha envenenada com o veneno da Hidra de Lerna, que causava uma dor insuportável. Apesar de ser um grande curandeiro, Quíron não pôde curar a si mesmo, já que era imortal, decidindo trocar sua imortalidade para

---

4 GRIMAL, Pierre. *Dicionário da mitologia grega e romana*. Trad. Victor Jabouille. 5ª ed. Rio de janeiro: Bertrand Brasil, 2005.

libertar Prometeu, que estava acorrentado por roubar o fogo dos deuses.

Zeus, tocado por esse sacrifício, colocou Quíron nos céus como a constelação de Sagitário. Astrologicamente,[5] ele é conhecido como o "curandeiro ferido", representando nossas máculas mais profundas e os desafios que enfrentamos ao longo da vida, especialmente aqueles que parecem impossíveis de curar por completo. No entanto, é também através dessas feridas que desenvolvemos empatia, sabedoria e a capacidade de ajudar os outros.

Ao descobrir tudo isso, lembrei da mensagem que ouvi em Machu Picchu, dizendo que aquela era a primeira vez da minha alma pisando naquele lugar, e senti que as coisas faziam cada vez mais sentido. Minha existência não era em vão. Eu estava aqui neste planeta por algum motivo. Por isso, aprendi a ter fé. Não apenas fé na vida ou em algo maior, mas fé em mim mesma — acreditar na força do meu pensamento, na potência da minha energia, no que sou capaz de mobilizar quando estou alinhada com a minha intenção.

Hoje, vejo a vida como vejo o Deus do impossível. Em inglês, essa palavra aparentemente tão negativa, *impossible*, pode ser lida por outra perspectiva, porque apenas acrescentar um pequeno sinal pode mudar tudo:

---

5 REINHART, Melanie. *Chiron and the healing journey: An astrological and psychological perspective*. Londres: Starwalker Press, 2010.

I'm possible — eu sou possível. Ao olhar para trás, vejo o impossível que realizei: mobilizar o diretor de uma série, ser notada por um ator estrangeiro que tanto admirei, transformar uma simples colher em um símbolo cheio de significado. Todas essas experiências me mostraram do que sou capaz. Eu não sou mais aquela criança que, indefesa, se escondia no banheiro. Sou uma mulher corajosa, cheia de energia e de vontade de viver. E se consegui tudo isso com algo aparentemente trivial, como uma colher, o que não poderei realizar se canalizar a mesma energia e intenção para os sonhos maiores que desejo para minha vida?

Esse aprendizado trouxe uma força interna que sempre esteve comigo, mas que eu precisava enxergar. Era como se o universo tivesse criado todos esses caminhos, essas histórias e simbologias, para me conduzir de volta a mim mesma. Tudo o que vivi, todas as experiências e reflexões, me trouxeram até aqui. Hoje, sei que nada é impossível quando temos fé — na vida, em algo maior e, principalmente, em nós mesmos.

Depois de tudo o que vivi e aprendi, algo em mim mudou profundamente. Minha relação com a vida ganhou um novo ritmo, menos ansioso e mais confiante. Durante anos, carreguei uma angústia constante, uma sensação de que precisava correr para alcançar algo que parecia sempre fora de alcance. Agora, entendo que a vida tem seu próprio tempo, e que as coisas acontecem quando estamos em movimento, quando colocamos energia em direção ao que desejamos.

A frase "caminhe e os caminhos se abrirão" ganhou um significado real para mim. Hoje, em vez de lutar contra a corrente, aprendi a fluir com ela. Isso não significa que me tornei uma pessoa completamente desapegada ou sem ansiedade — ainda sinto essa inquietude em certos momentos, mas a intensidade das sensações diminuiu drasticamente. Se eu fosse medir, diria que reduzi em 70% a ansiedade que costumava conduzir a minha vida.

Essa nova perspectiva me trouxe tranquilidade e ensinou algo valioso: quando as coisas não acontecem como eu gostaria, hoje sei que isso não é um fim. Não significa que não era para ser, mas que a rota está sendo recalculada. O universo, em sua sabedoria, está sempre ajustando os caminhos para nos conduzir ao que realmente precisamos. Essa percepção foi libertadora e me ajudou a enxergar o que antes parecia nebuloso.

Depois de tantas experiências, decidi voltar ao mundo corporativo, assumindo um cargo em marketing de conteúdo. Para mim, esse retorno foi uma prova de como a vida se reorganiza de maneiras que nem sempre conseguimos prever. O mais interessante é perceber como esse trabalho, focado em criar narrativas e conectar histórias, dialoga com o que estou vivendo no processo de escrever este livro.

De certa forma, os dois mundos — o profissional e o pessoal — começaram a se complementar. O marketing me ensina sobre estrutura, foco e como alcançar as pessoas, enquanto este livro é um espaço onde posso explorar minha alma, minhas memórias e as lições que aprendi. Ambos me convidam a contar histórias, cada um à sua maneira, e isso me ajudou a entender que as experiências aparentemente opostas na vida, quando alinhadas, podem se unir para criar algo maior.

O mais transformador para mim foi ganhar uma confiança que nunca tive. Antes, eu achava que precisava controlar tudo, prever todos os cenários e garantir que os resultados fossem exatamente como planejei. Hoje, vejo que a força está em confiar. Confiar na vida, no universo e, principalmente, em mim mesma. Essa confiança não é algo que brotou do nada. Ela foi construída através das experiências, dos momentos difíceis, das reflexões e das conexões que fui capaz de fazer ao longo do caminho. Agora, sei que posso não só caminhar com mais leveza, mas também olhar para a frente com esperança e para trás com gratidão.

Cada passo me trouxe até aqui, e o futuro? Ele está aberto, brilhante e cheio de possibilidades. Se alguém me dissesse, há seis meses, que eu seria quem sou hoje, jamais acreditaria. A Renata de agora não tem quase nada em comum com a Renata do início da jornada da colher. É surreal tentar me lembrar de como eu pensava ou via o mundo naquela época. Parece que eu renasci, completamente transformada, em um intervalo tão curto de tempo.

Quando olho para a pessoa que fui em 2022, é como se estivesse observando uma completa estranha. E, claro, fico me perguntando: será que ela acreditaria na Renata que existe agora? A resposta é óbvia: nunca. A versão de mim mesma de antes não conseguiria conceber a dimensão da transformação que aconteceu. Tudo mudou — minhas crenças, minha fé, meu jeito de pensar, minha forma de enxergar a vida e a mim mesma. Essa transformação foi tão profunda que parece que nasci novamente dentro de mim. Não foi algo superficial ou gradual; foi intenso, avassalador. Hoje, sinto como se tivesse saído de um casulo, com uma clareza e força interior que antes eu não sabia que existiam.

Ao longo dessa jornada, vivenciei milagres que moldaram essa nova versão de mim mesma. Mas o reconhecimento desses milagres nem sempre foi imediato. O primeiro milagre aconteceu em Lima, e embora tenha sido grandioso, levei dias para perceber que tinha vivido algo divino. Já em Machu Picchu e na Montanha de Sete Cores, foi diferente. Ali, eu soube no instante em que aconteceu: é um milagre.

Há algo quase indescritível na experiência de viver um milagre. É uma força, um bem-estar que te invade e te envolve em uma paz tão profunda que, por alguns segundos, você sente que tudo na vida está exatamente como deveria estar. Não é uma sensação que vem da mente ou da razão; é algo que fala diretamente ao coração, como se Deus estivesse te sussurrando uma verdade absoluta e inquestionável.

Nesses momentos de milagre, pude perceber o poder transformador do agora. Tudo se concentra no presente. Não há espaço para o passado ou o futuro. O momento se expande, mesmo que dure apenas alguns segundos. E é tão intenso que o corpo grava essa sensação para sempre. Essa experiência me ensinou que viver plenamente no agora é acessar a força mais poderosa que existe dentro de nós. A convicção que vem dessa conexão não é algo que se explica. É sentida, vivida e transforma a maneira como enxergamos o mundo.

Um milagre não é um evento que você vive apenas com os olhos ou a mente; ele acontece em um lugar muito mais profundo: dentro do coração. Ele chega com uma certeza avassaladora de que aquele momento é perfeito, de que tudo está no lugar certo. Parece até contraditório tentar colocar isso em palavras, porque o milagre não se comunica com a racionalidade. Ele transborda, atravessa qualquer lógica e se manifesta como uma força que conecta você ao agora.

Lembro-me de uma situação que exemplifica isso de forma quase simbólica. Enquanto eu estava desempregada, queria muito concretizar uma ideia que era bem importante para mim: a construção da caixa para o Ator. Para isso, precisava de um valor exato — R$ 215,00 — para imprimir os adesivos que fariam parte do projeto. Naquele momento, eu não tinha esse dinheiro e, honestamente, não sabia como conseguiria. Foi então que, de repente, recebi uma ligação de uma empresa de eventos. Eles estavam fazendo uma pesquisa remunerada e haviam me indicado para participar. O valor? Exatamente R$ 215,00. Chega a ser engraçada a maneira como as forças maiores do universo se apresentam para nós. Eu pedia muito por sinais, mas quantas vezes estava realmente atenta para perceber que eles estavam bem ali? Parece até banal narrar algo assim, mas para mim esse também foi um milagre. Não há lógica que explique como tudo se alinhou dessa maneira. E é o tipo de coisa que simplesmente acontece.

Um milagre não precisa de provas ou justificativas. Ele existe por si só. É mais do que estar presente; é sobre ser. Um milagre é o encontro entre a espiritualidade e o coração, um momento em que o universo parece conspirar para mostrar que há algo maior, algo que transcende a razão. Quando você vive um milagre, não há dúvidas. Você sente. Não importa o quão rápido ou breve seja, ele deixa marcas profundas na sua alma, transformando você para sempre. E é isso que o torna tão único: o fato de ser inexplicável e, ao mesmo tempo, absolutamente inegável.

Com essa clareza, sei que sou uma nova mulher. A Renata que renasceu carrega uma força interna que antes estava adormecida, uma fé inabalável em mim mesma e no poder do universo. Hoje, vejo o milagre não apenas nos momentos extraordinários, mas em cada detalhe da vida. Este é o legado mais profundo que essa jornada me trouxe: um coração renovado, uma mente desperta e uma alma conectada ao agora.

Digo isso porque há momentos em nossas vidas que parecem marcar o fim de tudo que conhecemos. Para mim, esse momento se deu em uma viagem ao Chile, um evento que simbolizava não apenas o término de uma amizade, mas também a sensação de que tudo havia desmoronado. Eu perdi a conexão com uma amiga querida e, na época, isso parecia insuportável. Parecia o fundo do poço. Hoje, com a distância emocional e a perspectiva que o tempo traz, vejo aquele fim como um começo. Um ponto de inflexão necessário, ainda que doloroso, para o meu crescimento.

Agora consigo ver que a vida tem uma forma curiosa de nos preparar para o próximo nível de evolução. Ela remove da nossa caminhada tudo o que nos conecta a versões passadas de nós mesmos. Aquela viagem, com todos os seus percalços, foi como um corte abrupto que me desligou de uma Renata que não existia mais.

Na dinâmica da minha amizade com a Luiza, eu era submissa, tinha medo de impor limites, de dizer não, de ser vulnerável. Não era culpa dela, que me amava como eu era, mas a relação que tínhamos sustentava uma Renata insegura, alguém que já não queria ser. Entendo hoje que minha transformação era incompatível com a forma como nos conectávamos. A Renata de agora, mais segura, mais forte e espiritualizada, provavelmente seria difícil para a Luiza aceitar naquele momento. Não porque ela fosse má ou errada, mas porque a nova energia que eu trazia não se alinhava mais à nossa antiga dinâmica. E, de alguma forma, nossa amizade impedia que eu me tornasse esta versão de que hoje me orgulho.

Muitas vezes colocamos a responsabilidade da perda no outro, quando, na verdade, precisamos olhar para dentro. A Luiza estava sendo ela mesma, vivendo o processo dela. Quem não soube lidar com isso fui eu. Se tivesse aprendido antes a impor limites, a dizer "não" sem medo, a me posicionar de forma autêntica, talvez nossa amizade tivesse seguido outro caminho. Mas a verdade é que aquela amizade pertencia a uma versão minha que eu precisei abandonar.

Por isso, saber enxergar as situações pelo ângulo certo é tão importante — ou pelo menos experimentar tentar enxergar algumas dinâmicas por outra perspectiva. Com frequência a vida nos obriga a recalcular a rota, e essas trocas de caminho não são castigos, mas convites para evoluir. Entendi que a retirada de pessoas ou situações que não ressoam mais com nossa energia não é um juízo de valor. Não há certo ou errado, bom ou mau. É apenas o fluxo natural de crescimento. Essa percepção me trouxe paz.

Hoje, honro a amizade que tive e o que ela significou naquele momento. Mas também entendo que a perda dela me ensinou a assumir a responsabilidade por minhas escolhas, a me conectar com quem eu sou de verdade e a caminhar com mais leveza, sabendo que o universo sempre reorganiza o que é preciso para nos alinhar com o nosso próximo passo. Olho para aquele fim com gratidão. Ele marcou o renascimento de quem sou hoje. Naquele momento, o que parecia ser o fim de tudo era, na verdade, o começo de algo muito maior: uma versão de mim mesma que finalmente entende os limites, abraça a vulnerabilidade e segue confiante no fluxo da vida.

CAPÍTULO 7
CARTA FINAL

Já disse e repito: sempre pedi a Deus que minha vida mudasse e que eu pudesse viver um milagre, mas nunca imaginei que ele viria na forma de uma colher. Em junho de 2023, no auge de uma depressão que me consumia por completo e roubava minha vontade de seguir em frente, pedi por ajuda. Sentia-me perdida, presa em um abismo do qual parecia impossível sair. Foi então que a colher apareceu — não como um objeto qualquer, mas como um amuleto poderoso. Agora que você já conhece a jornada, saiba que ela se tornou um convite para a autodescoberta, um lembrete constante de que a verdadeira transformação nasce dentro de nós.

Se você chegou até aqui, se leu cada uma destas páginas e se permitiu viajar por esta história, então quero que saiba que este livro, para mim, não é apenas um amontoado de palavras no papel. Ele é um convite para você também. Um chamado para olhar para a sua vida com outros olhos e perceber que, mesmo no momento mais escuro, há algo ao seu redor que pode ajudar você a encontrar a luz novamente. Eu sei o que é estar no buraco. Sei o que é sentir que não há saída, que tudo perdeu o sentido. Sei como é duvidar da própria capacidade de continuar. Mas também sei que a saída não vem da negação ou da fuga. Ela começa na aceitação.

Aceitar não significa desistir, mas reconhecer. E reconhecer que as coisas não estão bem é difícil. Aceitar esse cenário é um ato de coragem e um passo essencial para se abrir ao próximo movimento: pedir ajuda. Porque pedir ajuda exige humildade. É admitir que você não pode fazer tudo sozinho, que há forças maiores — sejam divinas, humanas ou internas — que podem te guiar.

No meu caso, a primeira fagulha dessa força veio de uma simples colher, de uma série para a qual eu não dava a menor importância e de um personagem com quem eu me identifiquei. Coisas aparentemente banais, mas que se tornaram símbolo de algo maior porque eu estava disposta a enxergar o extraordinário no ordinário. Afinal, não foi a colher que mudou minha vida, foi o significado que eu atribuí a ela, o milagre que escolhi enxergar em cada pequeno momento e as "coincidências" que aconteceram ao longo de toda essa jornada.

Acredito que a esta altura do livro você já tenha percebido que não estou querendo te vender nenhum método ou fórmula da felicidade — mas nada contra! —, sou apenas alguém que quer contar a própria história e deseja que talvez, com alguma sorte, você possa encontrar nela algo que possa servir de inspiração para sua vida. Portanto, não estou dizendo que para viver milagres e transformações você precisa encontrar uma colher, garfo, faca ou pano de prato que seja. A finalidade disso não é encontrar uma colher, mas convidar você, leitor, a olhar para a sua vida com outros olhos.

Quem tem olhos atentos e gentis vê coisas boas em qualquer iniciativa: um gesto, uma palavra, um objeto, uma memória. E estar atento é o que nos abre para perceber que esses pequenos detalhes podem ser o ponto de partida para uma grande transformação. Não subestime o poder das coisas pequenas. Ou da simples escolha de mudar o foco. Às vezes, tudo que precisamos para dar o primeiro passo é pôr o pé para fora da cama.

Lembre-se: a vida não nos abandona. Ela está sempre nos oferecendo oportunidades para recomeçar, mesmo que elas cheguem encobertas pela simplicidade. Minha história não é única — embora, cá entre nós, eu duvide muito que você conheça outras pessoas que andem por aí carregando uma colher para todo canto. Ela é apenas um exemplo do que pode acontecer quando nos abrimos para ver a vida com mais fé — em nós mesmos, nos outros e em algo maior que nos guia. Agora, feche este livro um pouco e olhe ao redor. Qual é a sua colher? O que está ao seu alcance para se reconectar com quem você é de verdade? Eu acredito que você pode encontrar. Assim como eu encontrei.

Pedir ajuda, como eu já te contei, é um dos primeiros passos. Esse, que é um dos atos mais vulneráveis e, ao mesmo tempo, mais poderosos que podemos realizar quando estamos no fundo do poço. Porque reconhecer que não conseguimos lidar com tudo sozinhos é um sinal de força, não de fraqueza. Não basta apenas pedir. É preciso também aprender a aceitar a ajuda que chega — mesmo que ela venha de formas inesperadas ou diferentes do que imaginávamos.

Quando estive no meu momento mais difícil, pedi ajuda. Pedi ao plano espiritual, a Jesus e a tudo que eu acreditava. Para mim, isso foi um ponto de apoio essencial, mas entendi que não bastava somente isso. A espiritualidade é uma força que nos sustenta, que nos encoraja a olhar para dentro, mas não substitui o trabalho que precisamos fazer aqui na Terra.

Essa jornada precisa ser integrada. A fé sozinha não resolve, ela fortalece. E o verdadeiro caminho de saída do buraco envolve buscar apoio em diversas frentes: espiritualidade, terapia, psiquiatria, amigos e familiares. É um esforço coletivo entre você, sua fé e as pessoas certas que podem te ajudar a dar os próximos passos.

Talvez o maior desafio não seja pedir ajuda, mas aceitar essa ajuda. Notei isso depois de muito tempo. No começo, eu queria que esse amparo viesse de um jeito específico, sob as condições que eu acreditava serem as melhores. Mas a ajuda real, a que transforma, não funciona assim. Ela chega do jeito que precisamos — e nem sempre é o que esperamos.

No início dessa jornada, fiz uma mentoria, você se lembra? Aquela mesma que me recomendou assistir a *The Chosen*, em que ouvi algo que ficou marcado em mim: aprenda a receber. Essa frase simples me desarmou. Percebi que, mesmo acreditando que estava aberta, na verdade resistia a receber o que a vida e as pessoas estavam me oferecendo. Aceitar ajuda exige humildade. Nos força a reconhecer que não temos o controle e que a solução pode vir de formas diferentes, até desconfortáveis.

Ainda assim, pedir e aceitar ajuda são passos essenciais, que não bastam por si só. É preciso querer sair do buraco. A decisão de sair do fundo do poço, no final das contas, é só nossa. Quer um exemplo? Imagine que uma pessoa está andando por um campo aberto e cai num buraco. Desesperada, ela grita por horas, clamando por socorro. Em algum momento, alguém ouve os pedidos de ajuda e leva uma corda para resgatá-la. Se essa pessoa não segurar firme na corda e se permitir ser puxada para fora do buraco, não haverá salvação, certo? É um exemplo óbvio, mas muitas vezes nos acostumamos tanto com a dor que temos medo de deixá-la. Ou então nos recusamos a vê-la e fechamos os olhos, mentindo para nós mesmos e nos afundando cada vez mais.

Portanto, o desejo de sair do fundo do poço é o motor que move todas as outras engrenagens. Sem ele, por mais que a ajuda venha, por mais que as oportunidades apareçam, você continuará preso. O querer é uma decisão interna, quase silenciosa, que dá força para que você enxergue possibilidades onde antes só via escuridão. É o que faz com que uma palavra, um gesto ou mesmo uma indicação simples — como assistir a uma série — ganhem um significado transformador.

Sabe aquela história da pessoa ilhada no telhado durante uma enchente? Pedindo a Deus que a salve? E aí Deus manda um bote, uma corda, e até um helicóptero, mas a pessoa recusa a ajuda, porque espera um milagre mais evidente. No final, quando questiona por que não foi salva, Deus responde: "Eu mandei tudo isso, e você não aceitou". É exatamente isso. Essa história resume uma lição importante: o milagre nem sempre é grandioso ou como esperamos. Muitas vezes, ele não tem cara de milagre e está nas pequenas coisas que surgem no nosso caminho — um amigo que liga, um terapeuta que nos acolhe, uma sugestão inesperada. A verdadeira mudança, eu diria, é a abertura para enxergar e aceitar isso.

Caso você esteja lendo estas palavras e sente que está no fundo do poço, quero te convidar a olhar ao redor. O que a vida está tentando te oferecer agora? Pode não ser o que você gostaria, mas talvez seja o que você precisa. Aceite. Peça ajuda. E, acima de tudo, deseje profundamente sair de onde está. Não se acostume com a dor, não se deixe acreditar que você merece sofrer ou viver coisas ruins. Assim, você vai ver, os caminhos começarão a se abrir. Não será fácil, mas é possível. E eu sou prova disso.

Assumir o controle da própria vida é um dos atos mais desafiadores e libertadores que podemos realizar. Muitas vezes, somos ensinados a acreditar que as circunstâncias externas, as pessoas ao nosso redor ou mesmo forças maiores determinam nosso destino. Mas a verdade é que, embora esses fatores influenciem, temos sempre o poder de, de um jeito ou de outro, transformar nossa realidade.

Para começar a mudar a própria vida é essencial sair do papel de vítima. Isso não significa negar as dificuldades, injustiças ou limitações reais que enfrentamos, mas parar de terceirizar o poder de transformação. Quando nos vitimizamos estamos, muitas vezes, entregando ao outro o controle do que acontece em nossas vidas. Não se trata de não nos permitirmos a dor, mas reconhecer que somos responsáveis por nossas escolhas é um ato de coragem transformador. Não significa que tudo o que acontece conosco é culpa nossa, mas que temos o poder de decidir como reagir e o que faremos com as circunstâncias que nos são dadas.

Se eu tivesse que resumir, traria para você três pontos que aprendi em um curso sobre mentalidade e que me ajudaram a transformar minha realidade: decisão, fé e merecimento.

1. **Decisão**
   O ato de decidir já é uma forma de mudar. Quando você toma uma decisão firme de que algo precisa ser diferente, sua energia e sua mentalidade se ajustam. Decidir é abrir um caminho, mesmo que você ainda não saiba exatamente como trilhá-lo. Para mim, a decisão foi o ponto de virada. Escolhi não aceitar mais a apatia e o desânimo como estados permanentes. Tomar essa decisão colocou tudo em movimento.

2. **Fé**
   Fé é acreditar no que ainda não vemos, confiar que aquilo que desejamos já existe em algum plano e que estamos caminhando em direção a isso. Mas não se trata apenas de uma fé espiritual — é também a confiança em si mesmo, na própria capacidade de agir, crescer e superar. Encontrei força na fé. Mesmo sem todas as respostas, acreditei que era possível mudar e que, de alguma forma, os recursos necessários apareceriam.

3. **Merecimento**
   Talvez o ponto mais desafiador seja sentir-se merecedor das mudanças e das bênçãos que buscamos. É comum termos dúvidas, questionando se realmente somos dignos de algo melhor.

Esse sentimento pode nos impedir de aceitar o que a vida nos oferece, mesmo quando pedimos por isso.

Admito que não me sentia merecedora no início. Meus primeiros milagres foram recebidos com um misto de surpresa e desconfiança. Foi apenas ao longo do caminho, conforme comecei a acreditar em meu próprio valor, que os milagres começaram a fazer sentido e a serem aceitos. E sentir-se merecedor é um processo. Não é algo que acontece de um dia para o outro, mas é essencial para atrair aquilo que desejamos. Não basta tomar uma decisão ou ter fé, é preciso abrir espaço dentro de si para aceitar e receber. Também é importante lembrar que merecimento não é arrogância. Pelo contrário, é reconhecer que todos somos dignos de uma vida plena, de amor, de prosperidade e de transformação.

Se você sente que está preso em circunstâncias difíceis, pergunte a si mesmo: qual decisão você pode tomar agora para começar a mudar? Talvez seja um pequeno passo, mas ele já fará diferença. Tenha fé em algo maior ou em si mesmo. E, acima de tudo, saiba que você merece o que deseja. Não porque você precisa provar algo a alguém, mas porque você é suficiente, exatamente como é. A vida não vai mudar para você. Ela muda com você e através de você.

Há momentos na vida que cristalizam a sensação de pertencimento e merecimento, em que o peso das dúvidas e da autossabotagem cede espaço a algo mais leve e grandioso. Para mim, esse momento aconteceu em Machu Picchu. Eu cheguei ao topo da montanha carregando mais do que uma mochila: trazia sonhos, medos, uma colher e um coração cheio de perguntas sobre meu lugar no mundo. A jornada até ali não tinha sido apenas física, mas espiritual, repleta de desafios e descobertas. Naquele momento, ao ver o sol nascendo e iluminando a antiga cidade, eu senti algo que nunca havia experimentado com tanta clareza: "Eu mereço estar aqui. Eu mereço isso tudo".

Aquela Renata de antes, como a maioria das pessoas, carregava consigo o fantasma da dúvida. "Será que eu mereço mesmo? Será que, um dia, o universo vai descobrir que eu sou uma sabotadora de mim mesma?" Esses pensamentos, comuns e silenciosos, podem nos afastar da capacidade de aceitar o que a vida nos oferece. Mas ali, diante da grandiosidade da natureza e do alinhamento perfeito entre o que pedi e o que recebia, percebi que o merecimento não é sobre conquistas materiais ou aprovação externa. É sobre estar em sintonia com o coração e com o universo. Tudo que vem do nosso coração é alinhado com o universo. E, quando está alinhado, somos merecedores.

E Machu Picchu foi apenas o começo. Depois desse momento, comecei a me permitir receber mais. Quando o terceiro milagre aconteceu, eu me senti mais merecedora ainda, sem me culpar ou me sentir impostora. Hoje acredito que a jornada de merecimento não é um evento único, mas um processo contínuo, em que aprendemos a acolher o que a vida nos traz sem resistência. É sobre reconhecer que somos parte de algo maior — como uma teia cheia de fios e mais fios, todos conectados de alguma forma.

Como você já deve ter percebido, meu espaço neste livro está chegando ao fim, e embora eu fique feliz que você tenha me acompanhado até aqui, já começo a sentir saudades destas páginas. Ainda assim, em um mundo tão acelerado e repleto de distrações, onde muitos de nós nos sentimos desconectados e vazios, foi um privilégio compartilhar essa jornada com você.

Espero que você ainda não esteja cansado das conexões, porque tenho uma última. Você se lembra de quando operei o pescoço para retirar o câncer? E que, nervosa na sala de cirurgia, eu comecei a contar a minha história para a equipe médica? Este livro é o encerramento do que começou ali naquela mesa. No Peru, em Floripa, Curitiba, João Pessoa e São Paulo fui percebendo o poder de contar minha história. Sentindo que, diferentemente do que acreditei por anos na infância e adolescência, o que eu tenho a dizer importa. Mais do que isso, o que eu tenho a dizer transforma.

Quando olhei aquele mapa astrocartográfico e comecei a pesquisar mais sobre ele, achei bonito ver todos aqueles fios conectando lugares importantes para minha existência. Mas agora, finalizando este livro, me ocorreu que aquela linha tão significativa atravessando Machu Picchu e o Chile, a de Quíron, o curandeiro ferido, dizia respeito a estas páginas. A cura que eu vivi ali não dizia respeito só a mim, mas a outras pessoas também. Não porque vou fechar este arquivo e sair para me matricular em um curso de medicina ou psicologia, mas porque acredito que algo na minha história possa inspirar você a encontrar forças para acreditar em si mesmo. Se este livro for capaz de despertar essa chama em você, sentirei que minha missão foi cumprida. Não pretendo mudar o mundo; essa tarefa é grande demais para qualquer um de nós. Mas acredito no poder da transformação individual. Quando mudamos a nós mesmos, podemos inspirar outros a fazerem o mesmo em suas próprias realidades.

Machu Picchu, com seu sol nascente e suas ruínas ancestrais, foi o lugar onde eu me reconectei comigo mesma. Mas o que eu descobri ali não pertence apenas àquele lugar ou àquele momento. Essa conexão está disponível para todos nós, em qualquer tempo e espaço. Basta ouvir o coração, alinhar-se com o universo e permitir-se merecer o que a vida tem de melhor para oferecer.

No fim, se este livro puder representar algo, que ele seja um amuleto também, para lembrar você de nunca deixar de acreditar em algo maior, nos outros e, principalmente, em si mesmo.

EPÍLOGO

THAT'S A WRAP![6]

Quando decidi dar a colher de presente para o Ator, sabia que não queria apenas entregá-la de forma convencional. Ele era, naquele momento, o que eu chamava de uma estrela em ascensão. Começava a ganhar notoriedade com o personagem de uma série que, embora ainda em seus primeiros passos, prometia um sucesso estrondoso. E, até então, ele ainda

---

6   O significado de "that's a wrap" é supersimples. Tudo o que significa é que você concluiu algo. É usado principalmente na indústria cinematográfica e televisiva para descrever algo que foi concluído. Por exemplo, alguém pode dizer a frase "that's a wrap" (é um embrulho) quando um programa de televisão termina de ser filmado. Também pode ser dito quando uma cena importante termina de ser filmada. Ele não apenas simboliza algo que foi concluído, mas algo que foi finalizado em um nível satisfatório. Você só gritaria "está pronto" se estivesse feliz com os resultados. Caso contrário, você precisaria continuar trabalhando. MORLEY, John. *That's a wrap*. The History of English. Disponível em: www.thehistoryofenglish.com/thats-a-wrap. Acesso em: 13 dez. 2024.

era acessível. Sabia que essa proximidade não duraria para sempre. O brilho da fama, com sua intensidade, tornaria impossível manter qualquer nível de intimidade com tantas pessoas ao seu redor.

Essa consciência me levou a refletir sobre o que realmente queria transmitir. Não era apenas sobre a colher. Era sobre o Brasil. Sabia que, quando ele viesse ao país, seria para cumprir agendas de trabalho, cercado por compromissos e eventos. Mas eu queria que ele visse mais do que isso. Queria mostrar um pedaço do meu Brasil, da riqueza cultural, da diversidade e da profundidade que só quem ama verdadeiramente este país pode enxergar. Como viajante apaixonada, sempre enxerguei o mundo em camadas: o que está na superfície e aquilo que se revela apenas para quem se permite olhar além. Desejava que, mesmo por um momento, ele experimentasse esse olhar. Então, planejei colocar a colher em uma caixa especial, com elementos que simbolizassem a alma brasileira. Não era apenas um presente, era uma mensagem. Uma tentativa de compartilhar um pedaço do que acredito ser único no nosso país, antes que a barreira da fama tornasse essa conexão impossível.

Daí a ideia de montar a caixa, porque queria que ele recebesse muito mais do que um simples presente, queria que ele recebesse uma experiência. Chamei-a de "Brasilidades", porque era isso que ela representava: uma amostra do que eu acreditava ser o meu Brasil, visto através do meu olhar. Cada item que escolhi carregava não apenas um pedaço da nossa cultura, mas também um pedaço de mim mesma — peço licença, porque alguns poucos itens não eram exatamente brasileiros, mas "Renáticos", por assim dizer.

Em julho de 2023, comecei a estruturar a ideia. A colher ainda não existia, era apenas um pensamento. Naquele momento, eu só sabia que queria homenagear o Ator, dando a ele algo que fosse mais do que uma lembrança: queria entregar algo que falasse de transformação e conexão, em uma tentativa de deixar um pouco de mim com ele, de retribuir o quão bem sua interpretação me havia feito, sabendo que talvez nunca mais teríamos outro encontro.

No início, pensei em incluir itens óbvios e simbólicos, como chinelos Havaianas, uma bandeira do Brasil ou um kit de caipirinha — elementos que qualquer pessoa associaria imediatamente ao país. Mas, conforme fui amadurecendo a ideia, percebi que a caixa precisava ser mais pessoal e significativa. Comecei a considerar o perfil do Ator: seus gostos, seu estilo de vida, o que poderia ser útil para ele no dia a dia. Queria que cada objeto tivesse um propósito, que não fosse apenas algo para se admirar, mas algo que pudesse ser integrado à vida dele. Minha intenção era clara: queria que ele sentisse que a série que estrelava tinha me impactado profundamente, me ajudado a me reconectar comigo mesma. Não era só sobre ser fã, mas sobre expressar gratidão. Queria que, ao olhar para a caixa, ele se lembrasse não só de um presente brasileiro, mas da minha história — da pessoa que encontrou inspiração e voltou a ouvir o próprio coração.

Quando comecei a planejar a caixa, queria que cada item fosse prático e, ao mesmo tempo, significativo. Minha ideia era simples: que ele olhasse para qualquer objeto e pensasse que era presente de uma fã querida, que havia sido impactada por sua interpretação. Portanto, queria coisas úteis, que se encaixassem na rotina dele, mas que também carregassem a essência do Brasil e um pouco de mim.

O primeiro item escolhido foi uma *nécessaire* da Havaianas. Achei que fazia todo sentido para alguém que vive viajando — é funcional, discreta e ainda carrega uma marca emblemática brasileira. Escolhi uma preta, porque sabia que ele era organizado, metódico e provavelmente preferia algo mais sóbrio. A partir dali, a seleção dos itens foi tomando forma. Fiz uma lista de tudo o que gostaria de incluir: um boné, que refletisse nosso espírito leve e resiliente; pares de meia de Lima, trazendo uma conexão com as viagens e culturas que nos uniam. Também adicionei um caderno com a arte de Tarsila do Amaral e outro com referências a Machado de Assis, além de um exemplar de *Dom Casmurro*. Queria que ele tivesse contato com um pedaço da nossa literatura e arte, elementos que tanto me inspiraram.

Outros itens, como um boto artesanal, um chaveiro de coxinha e uma pulseira de açaí, trouxeram um toque artesanal e simbólico. Também incluí bonequinhos representando o personagem dele na série em diferentes temporadas e uma montagem especial que fiz com uma foto minha e o personagem, autografada no verso — um gesto pessoal, quase íntimo, que resumia a minha gratidão.

Finalizei com um conjunto de marcadores de livro estampados com pinturas brasileiras, algo que, ainda que pequeno, simbolizava a conexão entre nossas culturas. Cada item foi pensado para representar o Brasil e para traduzir a história que eu queria contar e o impacto que ele, como artista, teve na minha vida.

Quis incluir o boné porque, sabendo que ele os coleciona, achei que seria um presente perfeito. Mas não queria qualquer boné — queria algo que tivesse uma identidade brasileira. Procurei até encontrar um com a frase "segue o baile". Era uma expressão que, para mim, simbolizava a leveza e o otimismo do brasileiro. Algo simples, mas carregado de significado. Eu não conseguia deixar de imaginar a cena: um gringo usando um boné com essa frase. Parecia engraçado, mas ao mesmo tempo era minha forma de levar um pedacinho do Brasil para a rotina dele. Claro, com a caixa, preparei uma explicação sobre o significado da expressão, para que ele pudesse compreender o contexto por trás do presente.

Logo depois minha saga chegou ao Peru. Em Lima, enquanto andava distraída, algo no canto do meu olho chamou atenção: um par de meias. Mas não eram meias quaisquer. Elas traziam as cores e o logo da Universidade da Flórida, onde ele estudou. Era um achado surreal, como se estivesse predestinada a encontrá-las ali, tão longe do lugar ao qual pertenciam. Azul e laranja, as cores icônicas de sua universidade. Não hesitei. Comprei as meias na hora. Senti que aquele presente tinha um significado especial, como se conectasse diferentes partes da história dele e da minha viagem.

Mais tarde, em Machu Picchu, enquanto admirava aquele lugar sagrado e sentia a energia única que ele emanava, pensei em como queria que ele estivesse ali comigo de alguma forma. Aquele momento não era apenas sobre mim; era sobre compartilhar algo profundo, mesmo à distância. Cada item que escolhi para a caixa era uma tentativa de construir essa ponte entre mundos e de deixar uma marca que fosse além de palavras.

Cercada por aquela energia única, pensei: *preciso comprar uma lhama*. Afinal, não havia nada mais peruano e simbólico para aquele momento. Quando encontrei a lhama perfeita, foi como se ela estivesse me esperando. Era a mais bonita que tinha visto em toda a viagem, e sua simplicidade carregava um significado especial. Com a colher em mãos, decidi que aquela lhama seria um presente. Desejava que, nos momentos de alegria dele, aquele pequeno símbolo de Machu Picchu pudesse transmitir um pouco da felicidade que senti ao escolhê-la.

Ao retornar ao Brasil, percebi que precisava de uma caixa para guardar todos os itens. Não poderia ser qualquer caixa; ela precisava ter personalidade, algo que dialogasse com ele. Após dois dias de busca, enquanto passeava pelo shopping Morumbi, avistei na entrada de uma papelaria uma caixa roxa gigante. Imediatamente lembrei de uma foto dele no Instagram, usando um blazer exatamente da mesma tonalidade. Não tive dúvidas: aquela era a caixa ideal.

Com a caixa em mãos, continuei a busca por itens que refletissem não apenas o Brasil, mas também aspectos importantes da minha história e cultura. Como apaixonada por literatura, escolhi um caderno com a imagem de Machado de Assis, mas não qualquer Machado. Era uma ilustração que destacava o fato de ele ser um homem negro — uma informação que, infelizmente, ainda é desconhecida por muitos brasileiros. Para complementar, selecionei outro caderno com uma obra de Tarsila do Amaral, minha pintora brasileira favorita, cuja arte sempre me inspirou.

Para representar São Paulo, minha cidade, decidi incluir um chaveiro de coxinha. Descobri que esse salgado tão amado nasceu no interior do estado, como uma adaptação de coxas de frango para alimentar trabalhadores das fábricas. Era o item perfeito para carregar um pouco da história paulistana na caixa. Assim, cada escolha tinha uma razão, um significado que transcendia o objeto em si. A caixa não era apenas um presente; era um pedaço de mim, do meu país e da minha jornada, cuidadosamente reunido para marcar a vida de alguém que, de forma inesperada, impactou a minha.

Escolher o livro certo para a caixa foi um verdadeiro desafio. Eu queria algo que representasse o Brasil de maneira autêntica e tivesse significado cultural profundo. Machado de Assis era a escolha óbvia. Afinal, quase todo brasileiro em algum momento da vida já estudou *Dom Casmurro* na escola. É uma obra que, para mim, transcende gerações e convida à reflexão. Porém, eu sabia que simplesmente pegar qualquer edição não seria suficiente. Queria algo especial, algo que ressoasse com quem ele é e com a mensagem que eu queria transmitir.

Comecei a buscar por uma edição em inglês para facilitar a leitura. Foi quando me deparei com uma série de adaptações fantasiosas: versões de *Dom Casmurro* que envolviam alienígenas ou elementos absurdos. Definitivamente, isso não funcionaria. Também encontrei uma edição bilíngue, português e inglês, mas o formato era robusto demais, com capa dura e pesada. Não era prática, nem caberia na caixa. Continuei procurando, até que me deparei com uma edição única na Amazon: uma capa branca, ilustrada com uma arara. Na hora, pensei: *é essa!* Ele ama pássaros, um detalhe que conecta a capa do livro ao universo dele. Era como se tivesse sido feita para ele.

Porém, minha euforia foi rapidamente interrompida. O preço era exorbitante — mais de R$ 600,00 — e o prazo de entrega de noventa dias tornava impossível que o livro chegasse antes de sua visita ao Brasil, prevista para o início de 2024. Era desanimador, mas senti no fundo do coração que aquela edição era perfeita. Mesmo sem saber como, decidi que precisava tentar encontrar outra solução. Antes mesmo de viajar para Curitiba, essa questão já ocupava minha mente, me forçando a buscar alternativas criativas e possíveis para incluir Machado na caixa de maneira significativa.

Havia algo dentro de mim que insistia em acreditar nos sinais do universo. Era como se, desde o momento em que decidi montar a caixa, tudo começasse a se alinhar de maneiras inexplicáveis. Certo dia, fui fazer uma simples limpeza de pele, mas antes de sair da clínica senti vontade de passar em uma das livrarias. Não era um lugar que eu frequentava com regularidade, muito menos com grandes expectativas de encontrar algo específico. Ainda assim, decidi seguir o instinto.

Ao chegar à livraria, uma sensação de descrença pairava. A seção de livros em inglês era sempre limitada — algumas edições de *Gabriela*, algo de Clarice Lispector, e nada além disso. Mesmo assim, me aproximei do atendente e perguntei quase sem esperança:

— Vocês têm alguma edição de Dom Casmurro em inglês?

Ele pensou por um momento, virou-se para as prateleiras e respondeu:

— Você tem muita sorte. Temos uma versão aqui.

Quando ele me entregou o livro, fiquei sem palavras. Era "a versão". O mesmo *Dom Casmurro* de capa branca com a arara estampada que eu tinha visto na Amazon.

Aquele mesmo exemplar que custava R$ 600,00 e levaria meses para chegar. E lá estava ele, diante de mim, por R$ 120,00. Era impossível conter a emoção. Comprei o livro na hora, como se fosse a peça final de um quebra-cabeça cuidadosamente desenhado pelo destino. Ao sair da loja, senti vontade de chorar de emoção. Não era só um livro. Era a confirmação de que aquela caixa, aquele presente, era algo que tinha que acontecer. De todas as possibilidades, de todas as livrarias, aquela edição específica estar ali parecia um milagre. Eu sabia, com uma certeza inabalável, que aquilo era um sinal de que minha história com o ator estava destinada a cruzar caminhos.

Os dias passaram e janeiro chegou. Comecei a sentir um pouco de receio, em dúvida se aquilo tudo não era demais, se o Ator sequer se lembrava de mim. A vida é agitada, muitas coisas acontecem. E mais uma vez, pedi a Deus:

— Se o Ator ainda lembra de mim, me manda um sinal?

Três dias se passaram. Eu cheguei em casa, sentei na minha cozinha e apareceu uma entrevista dele com uma jornalista brasileira. Ela perguntou se teve alguma fã, algum fã brasileiro com quem ele teve uma interação. E ele falou:

— Olha... teve uma fã na estreia da terceira temporada do Brasil, que fez a colher do Mateus, uma colher indígena. E eu estou torcendo para que isso aconteça, que ela ainda queira me dar a colher, porque eu quero que isso aconteça.

Quando assisti à entrevista no YouTube, o choque foi tão grande que as lágrimas vieram imediatamente. Ali estava ele, falando sobre mim, sobre a colher, sobre o desejo dele de que essa história se concretizasse. Parecia um milagre. E não foi em qualquer lugar — foi em uma entrevista conduzida por uma escritora com uma coluna no sul dos Estados Unidos, alguém profundamente conectada com valores cristãos, que tinha encontrado espaço para entrevistar o elenco da série por ser uma produção cristã.

Era como se todas as peças estivessem finalmente se encaixando. Eu não só acreditava que essa caixa era especial, mas agora sentia que ele também acreditava. Para mim, isso bastava. Mais do que preparar cada item com carinho e dedicação, saber que ele desejava aquilo, que ele queria receber a colher, me deu uma sensação de validação indescritível. Naquele momento, pensei em como meu pensamento é forte, em como há algo poderoso quando colocamos nossas intenções no universo. Eu orei com fé, pedindo um sinal divino, e três dias depois aquele vídeo apareceu. Não foi coincidência, foi uma resposta.

A partir disso, uma nova ideia começou a tomar forma: além de enviar os itens da caixa, eu deveria contar a história por trás de cada um. Pensei em escrever uma carta. Queria que fosse algo pessoal, que explicasse o porquê de cada escolha. A mensagem que construí foi clara: "Quando você receber esta caixa, a jornada não será mais minha, mas sua". Expliquei que, apesar do desejo de ser sua amiga, eu sabia que isso não seria possível. Então cada item dentro daquela caixa era a minha forma de me fazer presente, de dizer a ele o quanto essa experiência significava para mim. E, no fundo, eu sabia que a conexão já estava feita.

A carta ficou linda e eu me senti ainda mais determinada a fazer com que ele entendesse o significado de cada item daquela caixa. Afinal, a ideia de enviar objetos cuidadosamente escolhidos era só uma parte da história. Eu queria que ele visse o valor por trás de cada um, que compreendesse o impacto emocional, cultural e até pessoal de cada presente. Então, decidi gravar um vídeo. Um vídeo explicando tudo, detalhadamente, com a intenção de fazer com que ele entendesse a profundidade do que estava recebendo.

Pedi ajuda a um amigo e fomos para o estúdio dele. Gravei dois vídeos, falando de cada item da caixa. O primeiro vídeo explicava o contexto de cada item brasileiro, começando pelo *Dom Casmurro* e a relevância de Machado de Assis para a cultura brasileira. Falei sobre a coxinha como um símbolo de brasilidade, o famoso "segue o baile" no boné e a história das meias com o logo da faculdade dele, que eu tinha encontrado no Peru. O segundo vídeo foi mais pessoal, explicando o impacto que a arte dele teve na minha vida, a emoção de ter buscado a colher em João Pessoa e o significado dessa obra para mim.

Enquanto falava, lembrei de algo que ele havia comentado em uma entrevista meses antes. Ele falou sobre uma fã do Rio de Janeiro que havia feito bonecos artesanais de biscuit do personagem dele e que ele havia pedido para ela fazer mais. Isso me deu uma ideia. No final do ano, entrei em contato com essa artista e pedi para ela criar outros dois bonecos, um representando o personagem da terceira temporada e outro da quarta temporada, além de fazer uma versão da Maria Madalena, a melhor amiga do personagem.

Foi quando percebi que a caixa não era só sobre mim. Estava carregando também o trabalho da pequena artesã de São Gonçalo, Rio de Janeiro, para ele. A arte dela também fazia parte dessa história. Não era mais só sobre eu entregar algo para o Ator; era sobre conectar vidas, culturas, histórias. Cada item que eu estava escolhendo representava algo maior do que eu poderia imaginar, e eu sentia que, de algum jeito, ele também seria tocado por isso. A ideia de que aquele presente não era só meu, mas que envolvia tantas outras pessoas e histórias, me deixou emocionada. A caixa estava tomando uma dimensão que eu nunca imaginei, e isso me fez sentir ainda mais conectada a esse sonho, como se eu estivesse, de alguma forma, escrevendo uma história maior do que eu.

Ela deixou de ser apenas um presente de uma fã para um ator e se transformou em algo muito maior. À medida que eu montava cada item, algo incrível acontecia dentro de mim. Eu me sentia curando, preenchendo espaços que antes estavam vazios. Cada item tinha sua própria história; e conforme eu conectava esses elementos, percebi que o ato de criar essa caixa estava, de certa forma, me curando. Eu estava transbordando. A palavra "transbordar" fez total sentido naquele momento. Entendi o que significava transbordar amor. Era como se eu estivesse me preenchendo tanto com carinho, com as histórias, com as conexões, que o que sobrava — esse excesso de amor e gratidão por tudo que havia vivido — era o que eu queria oferecer ao Ator. Ele seria o destinatário desse carinho, mas na verdade a experiência estava me transformando muito mais do que ele poderia imaginar. Eu queria que ele soubesse de todas as formas possíveis o quanto eu o admirava, o quanto o que ele fazia impactava a minha vida.

Claro que, durante o processo, algumas pessoas me questionaram. A psicóloga, meus pais, até alguns amigos acharam que a ideia da caixa era exagerada, até uma loucura. Mas o que eles não sabiam era que essa caixa era mais do que uma demonstração de admiração por um ídolo. Ela era a realização de uma promessa que eu havia feito a mim mesma em 2015, quando enfrentei o câncer. Eu prometi a mim mesma que, independentemente do que acontecesse, as pessoas que eu amasse saberiam disso. Elas saberiam de forma clara e verdadeira o que eu sentia por elas. Não queria mais esconder sentimentos, não queria mais deixar nada por dizer. E essa caixa, para mim, era também o cumprimento dessa promessa.

Eu sentia que, por mais que parecesse algo estranho para os outros, essa era a minha forma de expressar esse amor. Então, quando os momentos de dúvida surgiam, principalmente nas semanas mais difíceis, quando eu me perguntava se estava fazendo a coisa certa, eu me lembrava dessa promessa. Eu sabia que, no fundo, estava cumprindo algo muito maior do que o simples ato de dar um presente. Eu estava colocando no mundo o amor que eu carrego dentro de mim. Foi então que, em fevereiro, uma ideia ainda mais mágica surgiu. Eu pensei: *e se ele viesse no meu aniversário?* Eu poderia fazer tudo o que já estava planejando, mas com a energia de um momento especial. Seria o auge dessa jornada, um fechamento perfeito.

No final de fevereiro, quando a produção finalmente anunciou a data de chegada dos atores ao Brasil, minha emoção se intensificou. Eles avisaram que o elenco estaria em São Paulo no dia 18 de março para a estreia no Teatro Municipal, e naquele momento eu soube que o universo estava conspirando a meu favor. O meu aniversário seria no dia 17 de março, um domingo, e eu iria conhecer o Ator no dia 18. A coincidência não poderia ser mais perfeita.

Enquanto gravava os vídeos para a caixa, eu passei por uma loja de artesanato em Pinheiros e encontrei duas peças que chamaram a minha atenção: uma pulseira de açaí e um chaveiro do boto. O boto, um animal amazônico que existe somente na América do Sul, simbolizava algo especial para mim. A lenda do boto seria um dos itens que eu explicaria no vídeo, e a pulseira de açaí representava um dos sabores mais autênticos e amados do Brasil. Achei que seria interessante falar sobre como o açaí é consumido de maneiras diferentes pelo Brasil — como uma sobremesa aqui em São Paulo, e como acompanhamento no Norte do país, onde é combinado com arroz, feijão e peixe.

Com esses dois itens, finalizei a caixa. Gravei os vídeos explicando o significado de cada objeto e fechei o presente com o coração cheio de esperança. Para minha surpresa, resolvi mandar uma mensagem para ele no Instagram. Eu escrevi: "Eu não sei se você está lendo isso, mas a sua colher de madeira espera por você no Brasil. Nos veremos logo, é sua, sempre foi". No dia seguinte, ele respondeu dizendo que tinha falado sobre mim na entrevista que fizera, e me pediu para conferir seus *stories*.

Essa interação me encheu de mais emoção, mas ainda restavam os detalhes de como eu entregaria a colher. Então, no dia 11 de março, resolvi escrever novamente, explicando minha intenção e me colocando à disposição. Eu sabia que ele estaria ocupado com a promoção do evento, com sua equipe e segurança, e que seria difícil encontrá-lo pessoalmente. Mesmo assim, mencionei que estava com a colher e gostaria de entregá-la pessoalmente. Ele respondeu: "Você estará no evento? Eu posso pedir para falarem com você". E então, com muita gentileza, ele desejou um feliz aniversário antecipado, dizendo que esperava que tivéssemos a chance de nos conhecer. Respondi com toda a esperança do mundo, já sabendo que a nossa história estava se conectando de uma forma muito mais significativa do que eu imaginava.

A produção me surpreendeu ao me chamar para ser uma convidada especial para o lançamento da quarta temporada, em vez de atuar como uma simples voluntária. Fui informada de que eu teria um lugar de destaque e que poderia participar da grande estreia. Quando avisei ao Ator sobre a notícia, ele ficou animado; embora já soubesse da colher, não fazia a menor ideia da caixa, seria uma surpresa e tanto.

No dia 18 de março, no Teatro Municipal, lá estava eu, com a caixa nas mãos e os bonequinhos para os outros dois membros do elenco. Como eu tinha feito para o Ator, também pedi para fazer os bonequinhos personalizados para os outros atores do elenco. O evento foi um marco, e eu estava nervosa, mas também emocionada por estar tão perto de algo que só existia em meus pensamentos até então. Depois de tudo isso, a produção me fez uma proposta inusitada. Perguntaram se eu teria disponibilidade para ir ao Rio de Janeiro, pois eles tinham uma surpresa preparada para mim. A ideia era passar um dia no Copacabana Palace. Apesar disso, o fato de a produção ter entrado em contato para me convidar para essa surpresa já foi algo que me emocionou profundamente. Fiquei tocada com o gesto da produção, e isso só reforçou a sensação de que tudo estava se alinhando de uma maneira muito especial. Como se outra vez os fiozinhos invisíveis estivessem se reordenando.

Eu terminei de montar a caixa no estúdio, onde consegui espaço e concentração para dar o toque final a cada item. Por fora, a caixa levava um logo personalizado, feito de presente pela Karol. Um logo gigantesco que colei na tampa: Brasilidades — a experiência já começaria na caixa em si. Mas antes de fechá-la ainda havia mais uma surpresa que eu queria adicionar. Mandei fazer um adesivo personalizado com o rosto dele, para colocar em cada item da caixa. Queria que ele soubesse que cada detalhe foi pensado com muito carinho e atenção. Além disso, fiz um papel de seda especial, com todos os itens que ele gostava em sua vida pessoal. Fiquei fascinada com a ideia de que cada pedaço de seda traria consigo um pouco da essência dele, como se o envolvimento dele estivesse impresso não apenas nas coisas, mas também na forma como as coisas foram embaladas.

Cada item foi cuidadosamente embrulhado com aquele papel, e o adesivo com o rosto dele foi aplicado de maneira delicada, para dar aquele toque final único. A caixa foi se tornando algo mais do que uma simples coleção de objetos, se transformando em uma experiência pessoal, carregada de sentimentos e significados. E, com tudo isso, o momento de fechar a caixa no estúdio foi simbólico: era como se eu estivesse selando uma parte da minha jornada, para que ele, de alguma forma, a recebesse.

Como se eu finalmente estivesse embrulhando para ele um pouco de todas as transformações que vivi. Toda a gratidão que sentia. No mesmo sentido, este livro é para o mundo um pouco do que aquela caixa significava. Um pacote com todas as vivências mágicas que senti.

Um jeito de agradecer.

AGRADECIMENTOS

Obrigada, Jorge e Maria, por sempre estarem ao meu lado, me apoiando em todos os momentos, trazendo amor e muita inspiração.

Obrigada, Mayara Facchini e Beatriz, pela parceria durante todo esse processo, sem vocês nada disso seria possível. Sou eternamente grata por ter vocês no meu caminho durante essa jornada.

Obrigada a todos os meus amigos, que além do carinho e amizade são coautores desta obra, seja ajudando na confecção da caixa, seja me ouvindo pacientemente falar sobre essa colher tantas vezes, fazendo parte de cada processo dessa linda jornada.

FONTE Adobe Garamond, Arsenica Variable
PAPEL Pólen Natural 80 g/m²
IMPRESSÃO Paym

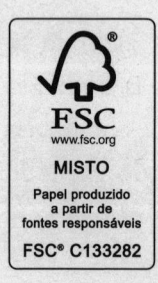